AF828077

Heft 14 Sinnesorgane 1

1	Schwingung, Wellen, Akustik	Physik, Physiologie
2	Hör- und Gleichgewichtsorgan	Anatomie, Histologie
3	Hörvorgang und Gleichgewichtssinn	Physiologie
4	Haut und Hautanhangsgebilde	Histologie
5	Somatoviszerale Sensorik	Physiologie

Heft 15 Sinnesorgane 2

1	Optik	Physik
2	Sehorgan	Anatomie, Histologie
3	Sehen	Physiologie
4	Chemische Sinne	Anatomie, Histologie, Physiologie

Heft 16 Lunge und Atmung

1	Entwicklung von Pleuraperikardhöhle, Herz und Schlundbogenarterien	Anatomie, Histologie
2	Anatomie der Atmungsorgane	Anatomie, Histologie
3	Mechanik des Kreislaufsystems	Physik
4	Atemung	Physiologie
5	Gasaustausch	Physiologie

Heft 17 Herz-Kreislauf-System

1	Aufbau des Herzens	Anatomie, Histologie
2	Nerven und Gefäße der Brusteingeweide	Anatomie
3	Physiologie des Herzens	Physiologie
4	Anatomie und Physiologie des Kreislauf-systems	Anatomie, Histologie, Physiologie

Heft 18 Blut und Immunsystem

1	Blut und Blutplasma	Histologie, Physiologie
2	Erythrozyten, Hämoglobin & Sauerstoff-transport	Biochemie, Physiologie
3	Thrombozyten, Hämostase und Fibrinolyse	Histologie, Physiologie
4	Leukozyten und Immunsystem	Anatomie, Biochemie, Histologie, Physiologie

Heft 19 Gastrointestinaltrakt

1	Mundhöhle, Rachen, Speiseröhre	Anatomie, Histologie, Physiologie
2	Magen-Darm-Trakt	Anatomie, Physiologie
3	Organe des Magen-Darm-Kanals	Anatomie, Histologie, Physiologie
4	Leber, Gallenblase und Pankreas	Anatomie, Histologie, Physiologie
5	Blutgefäße, Lymphgefäße, vegetative Innervation	Anatomie

Heft 20 Verdauung & Abbau von Nährstoffen

1	Ökologie, Energie- und Wärmehaushalt	Biochemie, Biologie, Physiologie
2	Nahrungsaufnahme	Biochemie, Physiologie
3	Abbau der Kohlenhydrate	Biochemie
4	Fettsäureabbau und Ketonkörperstoffwechsel	Biochemie
5	Aminosäurestoffwechsel und Harnstoffzyklus	Biochemie

Heft 21 Energiestoffwechsel & Anabole Stoffwechselwege

1	Citratzyklus und Atmungskette	Biochemie
2	Gluconeogenese und Glykogenstoffwechsel	Biochemie
3	Lipidsynthese	Biochemie
4	Nukleotidstoffwechsel	Biochemie
5	Stoffwechsel der Leber	Biochemie
6	Fettgewebe	Biochemie

Heft 22 Harnorgane und Elektrolythaushalt

1	Harnorgane	Anatomie, Histologie
2	Nierenfunktion	Physiologie, Biochemie
3	Säure-Basen-Reaktionen	Chemie
4	Säure-Basen-Haushalt	Physiologie, Biochemie
5	Wasser- und Elektrolythaushalt	Physiologie, Biochemie

Heft 23 Endokrines System

1	Endokrines System	Biochemie, Histologie, Physiologie
2	Epiphyse	Histologie
3	Hypothalmus-Hypophysen-System	Biochemie, Histologie, Physiologie
4	Endokrines Pankreas	Biochemie, Histologie
5	Schilddrüse	Anatomie, Biochemie, Histologie, Physiologie
6	Nebenschilddrüsen	Anatomie, Biochemie, Histologie, Physiologie
7	Endokrine Funktionen der Niere	Physiologie, Biochemie
8	Nebenniere	Anatomie, Biochemie, Histologie, Physiologie
9	Diffuses neuroendokrines System (DNES)	Anatomie, Histologie
10	Gewebshormone	Biochemie, Physiologie

Heft 24 Geschlechtsorgane und Reproduktion

1	Entwicklung der Geschlechtsorgane	Anatomie
2	Weibliche Geschlechtsorgane	Anatomie, Histologie, Physiologie
3	Männliche Geschlechtsorgane	Anatomie, Histologie, Physiologie
4	Angewandte und topografische Anatomie	Anatomie
5	Blutgefäße, Lymphgefäße, vegetative Inner-vation	Anatomie
6	Sexualhormone	Biochemie, Physiologie
7	Sexualität und Reproduktion	Physiologie, Psych-Soz
8	Schwangerschaft und Geburt	Anatomie, Histologie, Physiologie

Heft 25 Medizinstudium: Lernen, Organisation, Physikum

1	How To … Vorklinik
2	How To … Physikum
3	Lernpläne
4	Kreuzen

Die Bände der Reihe „Vorklinik Finale"

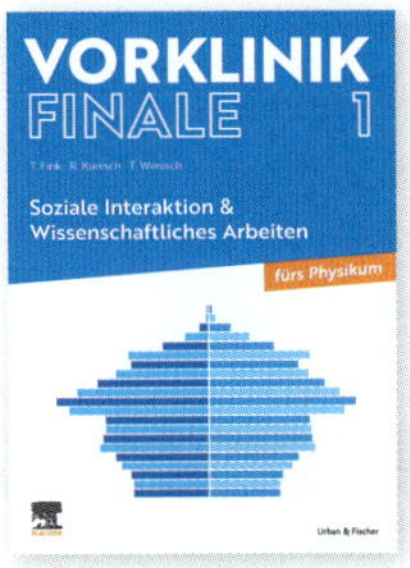

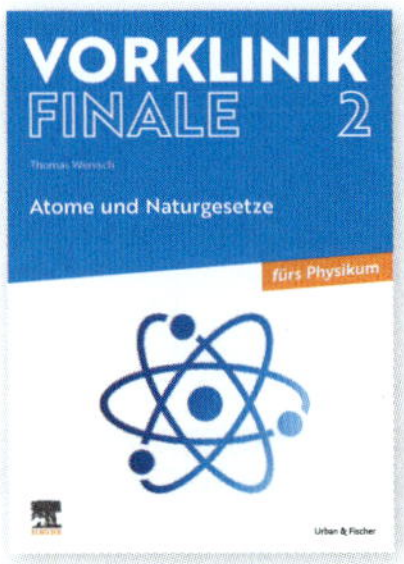

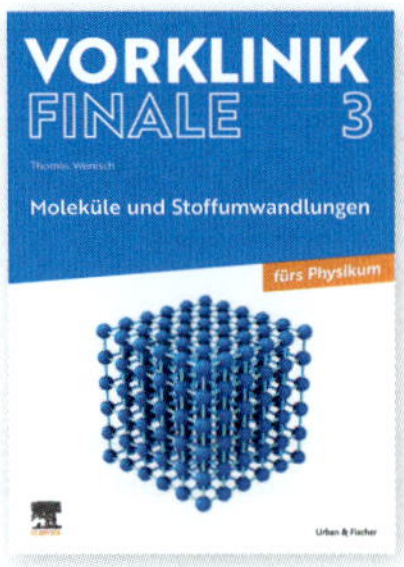

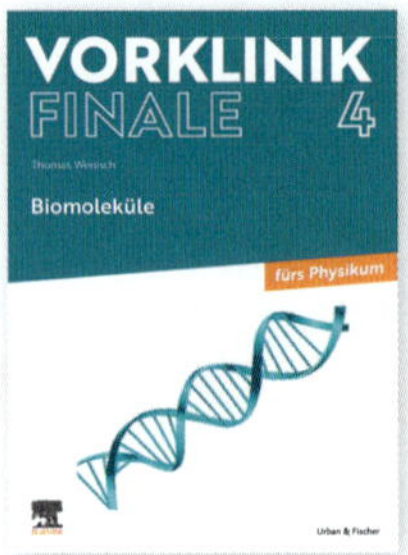

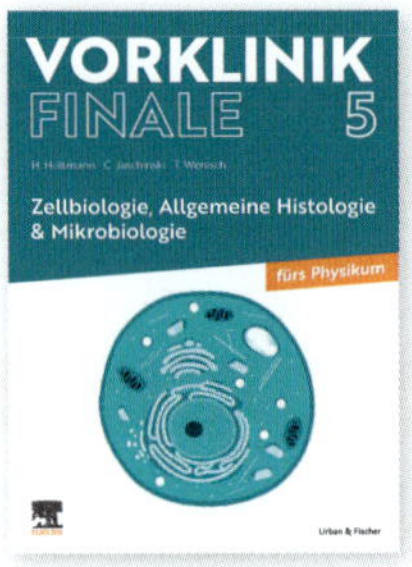

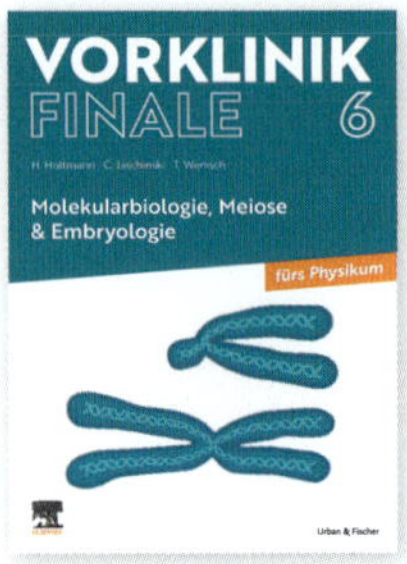

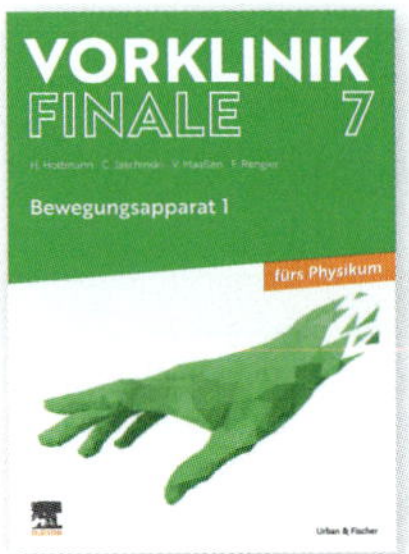

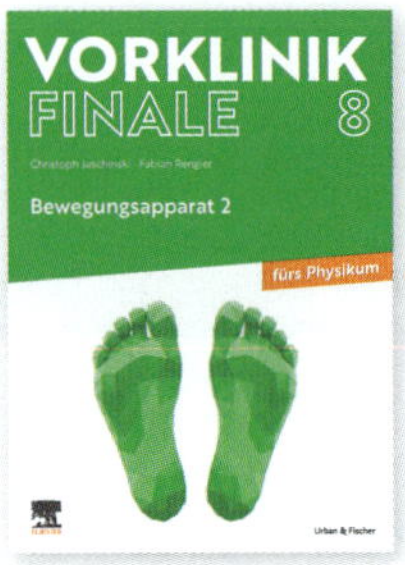

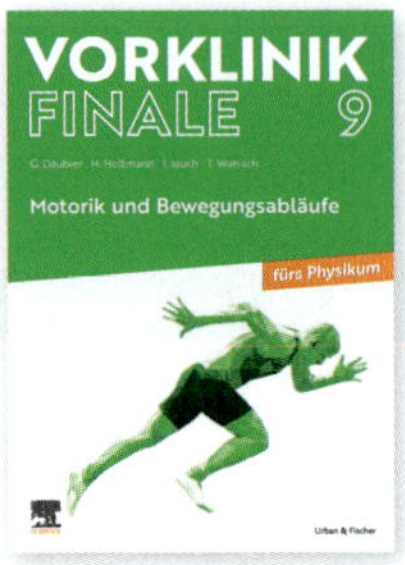

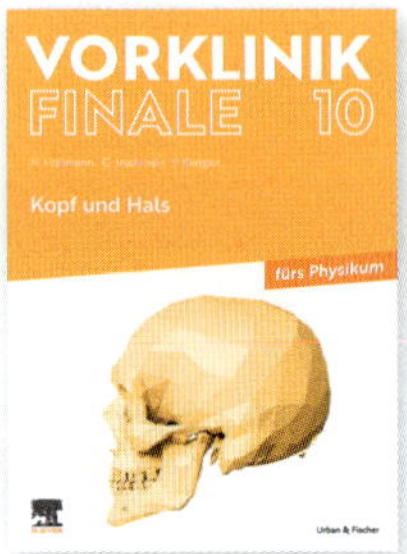

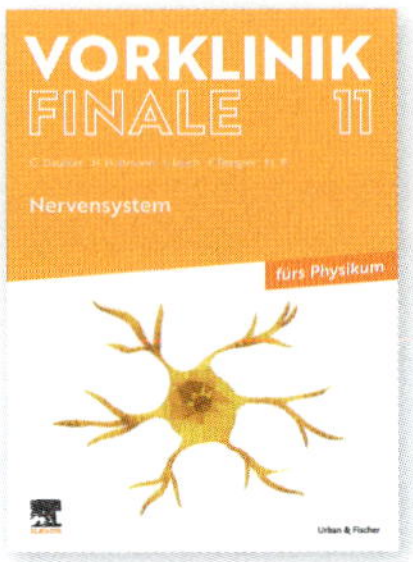

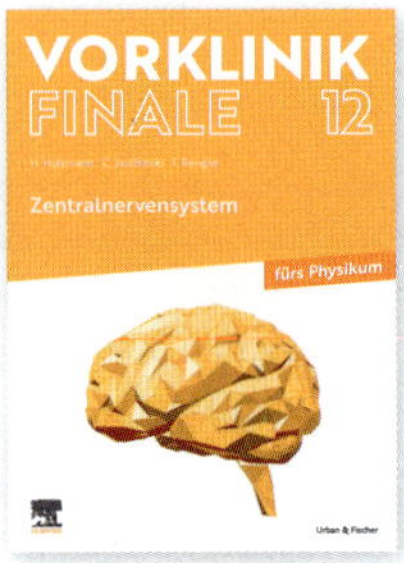

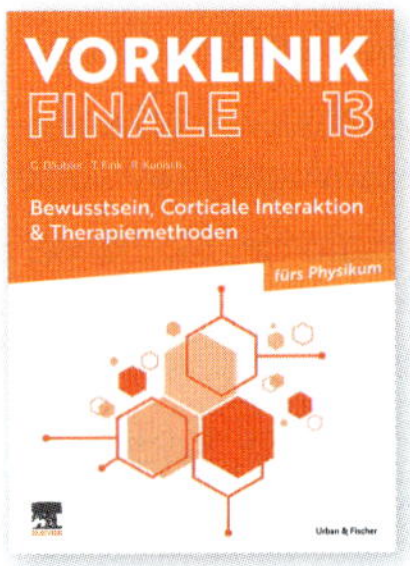

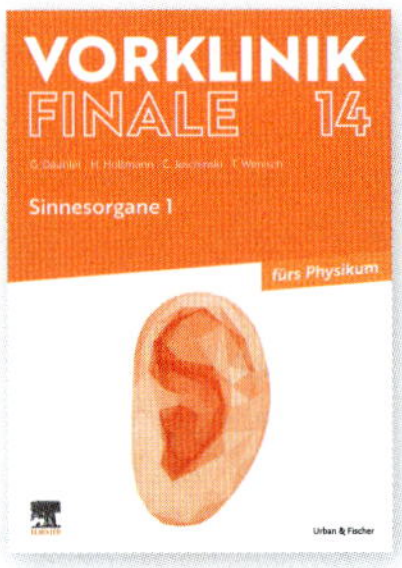

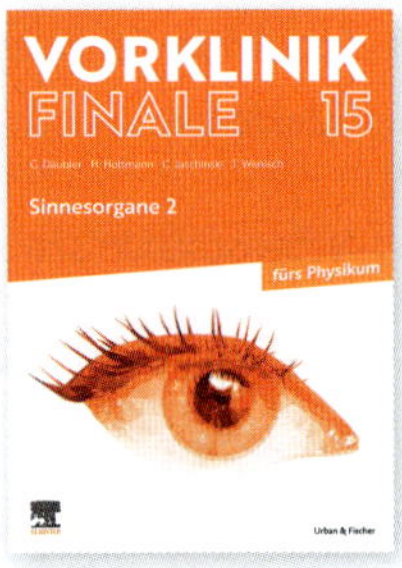

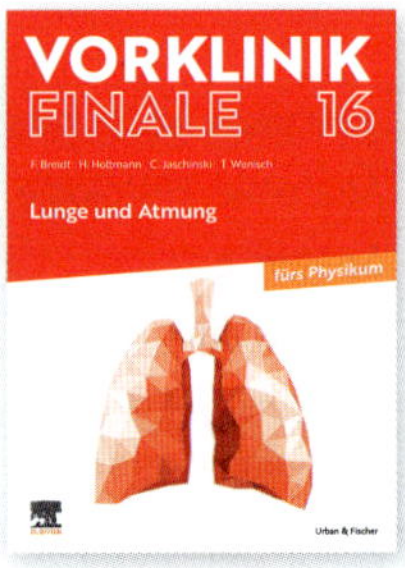

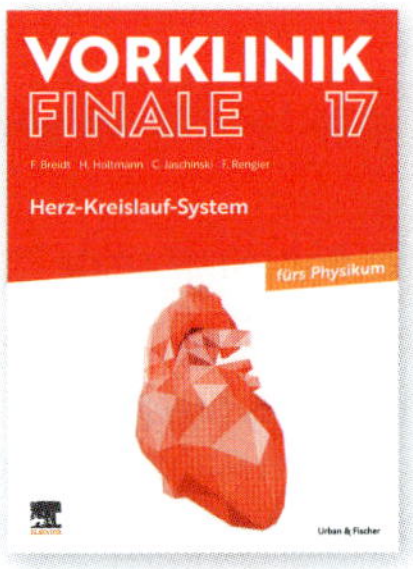

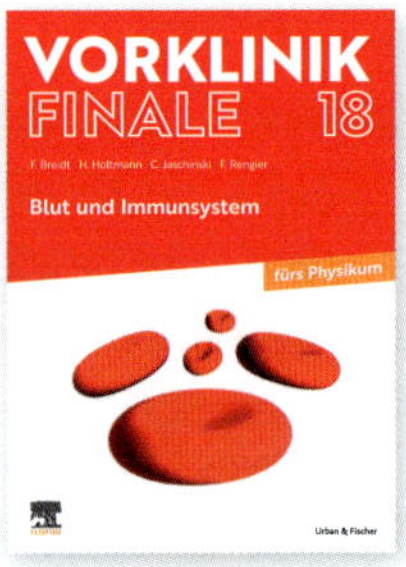

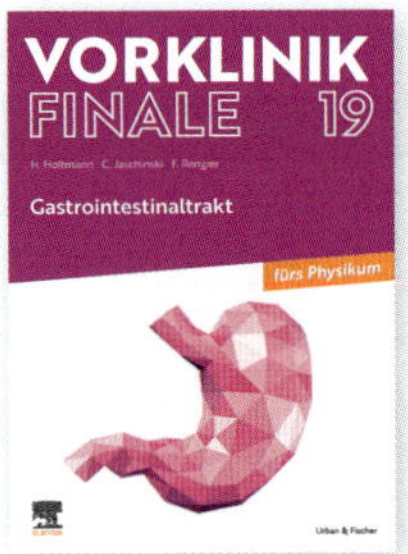

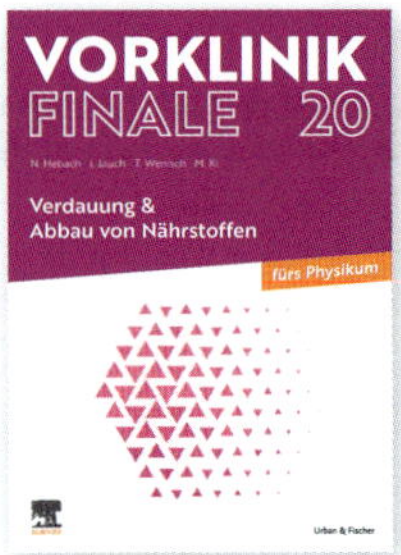

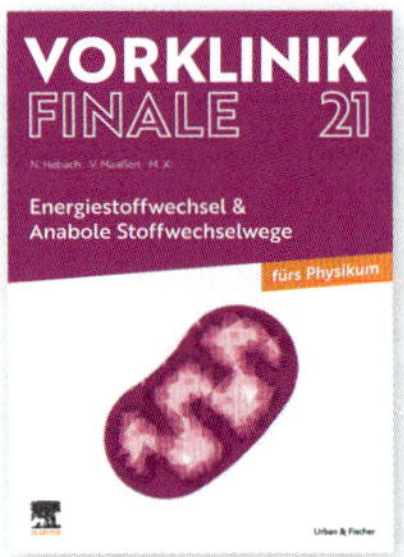

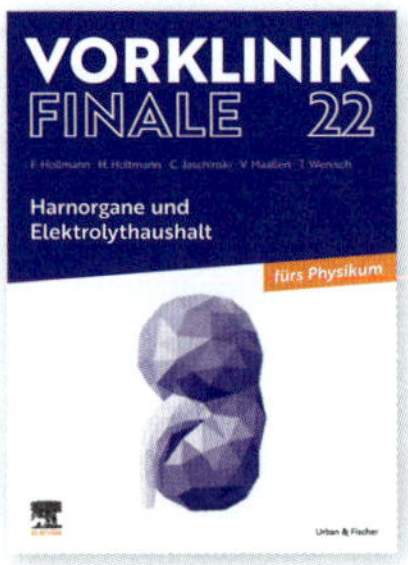

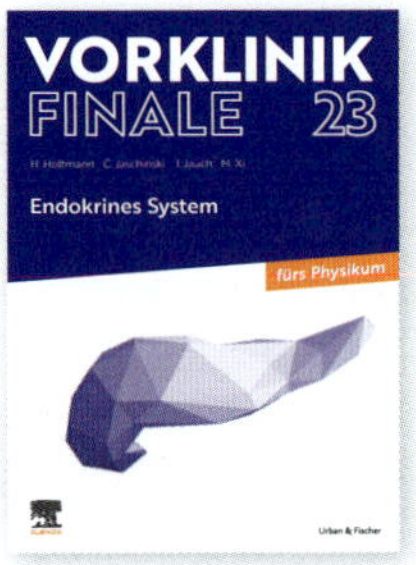

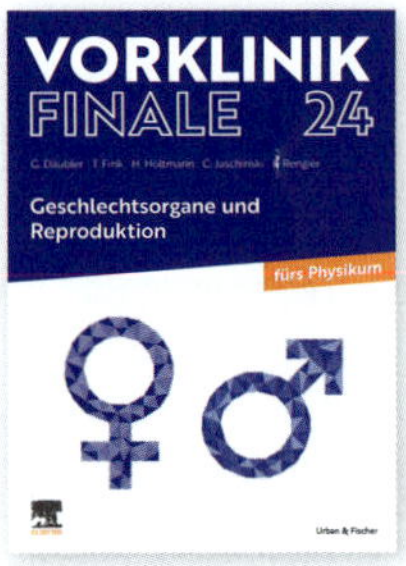

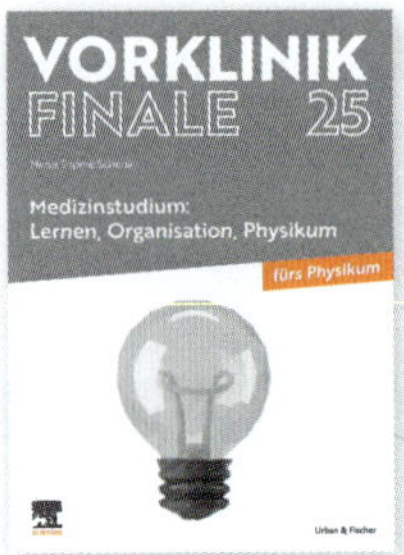

20230201d
Irrtümer vorbehalten. Stand 02/2023

Gregor Däubler, Thomas Fink, Raphael Kunisch

Vorklinik Finale 13

Bewusstsein, Corticale Interaktion & Therapiemethoden

1. Auflage

Unter Verwendung von Inhalten von:
Victoria Weltzer

ELSEVIER

Elsevier GmbH, Bernhard-Wicki-Str. 5, 80636 München, Deutschland
Wir freuen uns über Ihr Feedback und Ihre Anregungen an kundendienst@elsevier.com

ISBN 978-3-437-44235-3
eISBN 978-3-437-06327-5

Alle Rechte vorbehalten
1. Auflage 2023
© Elsevier GmbH, Deutschland

Wichtiger Hinweis
Die medizinischen Wissenschaften unterliegen einem sehr schnellen Wissenszuwachs. Der stetige Wandel von Methoden, Wirkstoffen und Erkenntnissen ist allen an diesem Werk Beteiligten bewusst. Sowohl der Verlag als auch die Autorinnen und Autoren und alle, die an der Entstehung dieses Werkes beteiligt waren, haben große Sorgfalt darauf verwandt, dass die Angaben zu Methoden, Anweisungen, Produkten, Anwendungen oder Konzepten dem aktuellen Wissensstand zum Zeitpunkt der Fertigstellung des Werkes entsprechen.
Der Verlag kann jedoch keine Gewähr für Angaben zu Dosierung und Applikationsformen übernehmen. Es sollte stets eine unabhängige und sorgfältige Überprüfung von Diagnosen und Arzneimitteldosierungen sowie möglicher Kontraindikationen erfolgen. Jede Dosierung oder Applikation liegt in der Verantwortung der Anwenderin oder des Anwenders. Die Elsevier GmbH, die Autorinnen und Autoren und alle, die an der Entstehung des Werkes mitgewirkt haben, können keinerlei Haftung in Bezug auf jegliche Verletzung und/oder Schäden an Personen oder Eigentum, im Rahmen von Produkthaftung, Fahrlässigkeit oder anderweitig übernehmen.

Für die Vollständigkeit und Auswahl der aufgeführten Medikamente übernimmt der Verlag keine Gewähr.
Geschützte Warennamen (Warenzeichen) werden in der Regel besonders kenntlich gemacht (®). Aus dem Fehlen eines solchen Hinweises kann jedoch nicht automatisch geschlossen werden, dass es sich um einen freien Warennamen handelt.

Bibliografische Information der Deutschen Nationalbibliothek
Die Deutsche Nationalbibliothek verzeichnet diese Publikation in der Deutschen Nationalbibliografie; detaillierte bibliografische Daten sind im Internet über https://www.dnb.de abrufbar.

23 24 25 26 27 5 4 3 2 1

Für Copyright in Bezug auf das verwendete Bildmaterial siehe Abbildungsnachweis

Das Werk einschließlich aller seiner Teile ist urheberrechtlich geschützt. Jede Verwertung außerhalb der engen Grenzen des Urheberrechtsgesetzes ist ohne Zustimmung des Verlages unzulässig und strafbar. Das gilt insbesondere für Vervielfältigungen, Übersetzungen, Mikroverfilmungen und die Einspeicherung und Verarbeitung in elektronischen Systemen.

In ihren Veröffentlichungen verfolgt die Elsevier GmbH das Ziel, genderneutrale Formulierungen für Personengruppen zu verwenden. Um jedoch den Textfluss nicht zu stören sowie die gestalterische Freiheit nicht einzuschränken, wurden bisweilen Kompromisse eingegangen. Selbstverständlich sind **immer alle Geschlechter** gemeint.

Planung: Susanne Szczepanek
Projektmanagement: Elisabeth Märtz
Redaktion, Abbildungsmanagement: Heike Siebert/Michael Kraft, mimo-booxx|textwerk. – Büro für Verlagsdienstleistungen, Augsburg
„Jetzt bist du dran!"-Seiten: Sabrina Burdorf, Miriam Kirschhock, Merle Sophie Schenk
Rechteklärung: Ramona Mühlbauer, Lisa Neulinger
Herstellung: Hildegard Graf, Germering
Satz: abavo GmbH, Buchloe
Druck und Bindung: Drukarnia Dimograf Sp. z o. o., Bielsko-Biała/Polen
Umschlaggestaltung: SpieszDesign, Neu-Ulm
Titelfotografie: © green2 – stock.adobe.com

Aktuelle Informationen finden Sie im Internet unter **www.elsevier.de**

Herzlich willkommen bei Vorklinik Finale!

Hier findest du alle Inhalte, die du für das Physikum brauchst!

Egal ob du am Beginn des Medizinstudiums stehst oder schon kurz vor dem Physikum, ob du in einem Regel- oder Reformstudiengang studierst – Vorklinik Finale unterstützt dich beim effizienten Lernen und Überblick gewinnen!

Gliederung nach Organen:

Durch die Gliederung nach Organen bzw. Organsystemen stehen hier die Inhalte zusammen, die zusammengehören: Die Biochemie, Physiologie und Histologie der Muskeltypen – alles in einem Kapitel. Physik/Optik, Anatomie der Augen und Physiologie des Sehens – direkt aufeinander folgend. Das hat mehrere **Vorteile:**

- Zum einen wird viel deutlicher, warum du naturwissenschaftliche Grundlagen lernst.
- Zum anderen bereitet dich diese Darstellung optimal auf den klinischen Abschnitt und die ärztliche Tätigkeit vor.
- Und außerdem: Bei der Darstellung nach Fächern werden viele Inhalte doppelt dargestellt, damit die Inhalte einem logischen Aufbau folgen. Im Vorklinik Finale sind diese Inhalte bereits zusammengefasst, das erleichtert dir das Lernen! Selbstverständlich sind **alle** relevanten Inhalte der Fächer enthalten.

Das steckt drin:

Vorklinik Finale erläutert dir von Heft 1 bis Heft 6 wichtige Grundlagen – diese lassen sich keinem Organsystem zuordnen, da musst du leider durch! – und führt dich von Heft 7 bis Heft 24 einmal durch alle Organsysteme. **Heft 25 gibt dir wertvolle Tipps zum Lernen im vorklinischen Abschnitt und zur Vorbereitung auf das Physikum.** Schau doch mal rein!

Du kannst die Hefte auf unterschiedliche Art nutzen:

- Während des vorklinischen Abschnitts, um dir einen Überblick über den gesamten Lernstoff zu verschaffen und Inhalte einzuordnen.
- Während des vorklinischen Abschnitts, um schnell zu sehen, wie Inhalte aus den einzelnen Fächern bei einem bestimmten Organsystem zusammenkommen.
- Und natürlich zur Vorbereitung auf das Physikum.

Alles drin und Überblick garantiert!

Ganz vorne und ganz hinten im Heft findest du jeweils eine Gesamtübersicht, einmal nach Organen und einmal nach Fächern.

Wir wünschen dir viel Freude und Erfolg im Medizinstudium!

So nutzt du die Vorklinik-Finale-Hefte

Navigation

Du siehst am Anfang jedes Kapitels und Teilkapitels, welche Fächer enthalten sind:

Physik, Physiologie

Wie bereits erwähnt, gibt es ganz vorne und ganz hinten im Heft jeweils eine **Gesamtübersicht,** einmal nach Organen und einmal nach Fächern.

Diese Markierungen weisen auf wichtige Inhalte hin

MERKE
Hier erhältst du wichtige Tipps und Hinweise.

KLINIK
Hier findest du relevante klinische Inhalte.

FOKUS
Hier stehen klinische Inhalte aus dem Fokuserkrankungs-Netzwerk gemäß Entwurf des neuen NKLM. Sie wurden damit als besonders wichtig für den vorklinischen Abschnitt definiert, und wir empfehlen, sie besonders aufmerksam anzusehen!

Besonders prüfungsrelevante Inhalte sind gelb hinterlegt.

Aktives Lernen und Überblick behalten

CHECK-UP
Am Ende jedes Teilkapitels stehen einige Verständnisfragen zum Selbstcheck. Das vermeidet ein „Gelesen, aber nicht gelernt".

Jetzt bist du dran!

Überblick gewinnen

Diese Kästen findest du am Ende jedes Teilkapitels. Sie erinnern dich daran, dass du dir die Inhalte kurz zusammenfasst, so dass du dir Schritt für Schritt Überblick verschaffst. Die Stichwörter werden am Ende des Kapitels weiterverwendet (siehe unten).

Jetzt bist du dran!

Am Ende jedes Kapitels haben wir dir diese Seite zur Bearbeitung vorbereitet. Sie schlägt dir verschiedene Aufgaben vor, wie du den Inhalt noch einmal aktiv wiederholen kannst.

Zeichenaufgabe / Anregungen zur weiteren Wiederholung

Studierende höherer Semester geben euch Tipps, wie ihr wichtige Inhalte aktiv zu Papier bringt. Ideal zum Wiederholen, allein und in Lerngruppen, auch zur mündlichen Vorbereitung.

Überblick gewinnen

Du hast ja bereits am Ende jedes Unterkapitels einige Stichwörter notiert. Hier kannst du daraus eine Mindmap oder Liste erstellen und damit aktiv Überblick gewinnen.

Abbildungsnachweis

Der Verweis auf die jeweilige Abbildungsquelle befindet sich bei allen Abbildungen im Werk am Ende des Legendentextes in eckigen Klammern.

L106	Henriette Rintelen, Velbert
L119	Karin Wurlitzer, Greifswald
L190	Gerda Raichle, Ulm
L231	Stefan Dangl, München

Fehler gefunden?

An unsere Inhalte haben wir sehr hohe Ansprüche. Trotz aller Sorgfalt kann es jedoch passieren, dass sich ein Fehler einschleicht oder fachlich-inhaltliche Aktualisierungen notwendig geworden sind. Sobald ein relevanter Fehler entdeckt wird, stellen wir eine Korrektur zur Verfügung. Mit diesem QR-Code gelingt der schnelle Zugriff.

https://else4.de/978-3-437-44235-3

Wir sind dankbar für jeden Hinweis, der uns hilft, dieses Werk zu verbessern. Bitte richten Sie Ihre Anregungen, Lob und Kritik an folgende E-Mail-Adresse: kundendienst@elsevier.com

Inhaltsverzeichnis

1 Bewusstsein und corticale Interaktion 1
1.1 Allgemeine Physiologie und funktionelle Anatomie der Großhirnrinde 1
1.2 Integrative Funktionen durch corticale und subcorticale Interaktionen 5
1.3 Biologie und Kognition 10
1.4 Psychologie des Individuums 19
1.5 Motivation 22
1.6 Persönlichkeit und Verhaltensstile 24
1.7 Entwicklungs- und Sozialpsychologie 26

2 Therapiemethoden und ihre Grundlagen 31
2.1 Lernen und Verhaltenstherapie 31
2.2 Psychodynamik 36
2.3 Klientenzentrierte Gesprächspsychotherapie 40
2.4 Systemische Therapie 41
2.5 Psychotherapieverfahren im Vergleich 42

Register 45

KAPITEL

Physiologie, Psych-Soz

1 Bewusstsein und corticale Interaktion

1.1 Allgemeine Physiologie und funktionelle Anatomie der Großhirnrinde

Gregor Däubler

Physiologie

1.1.1 Organisation der Großhirnrinde

Aufbau

Laminae Der Cortex gliedert sich anatomisch und funktionell in zwei Hemisphären, die teilweise unterschiedliche Aufgaben erfüllen. Zytoarchitektonisch besteht der Cortex aus sechs **Laminae** (Schichten), die sich morphologisch und funktionell unterscheiden. Sie werden von außen nach innen römisch nummeriert (➤ Tab. 1.1).

Neuronentypen Die corticalen Neurone lassen sich grob in zwei Kategorien einteilen.

- **Pyramidenzellen:** Projektionsneurone des Cortex, wirken über ihren Transmitter Glutamat exzitatorisch
- **Nicht-Pyramidenzellen** (z. B. Sternzellen, Korbzellen)**:** heterogene Population von meist GABAergen Interneuronen

Funktionelle Gliederung

Kolumnen In vielen Cortexarealen sind die Neurone zu säulenartigen Einheiten gruppiert. Diese Kolumnen umfassen sämtliche Schichten und bilden eigenständige **Recheneinheiten,** die wiederum zu größeren funktionellen Einheiten zusammengeschaltet sind. Sie sind v. a. im visuellen Cortex, aber auch in anderen Arealen von zentraler Bedeutung.

Verbindungen **Komissurenfasern** verbinden die beiden Hemisphären. Der Balken (Corpus callosum) ist die wichtigste. Verbindungen innerhalb einer Hemisphäre werden durch **Assoziationsfasern** hergestellt. Die efferenten **Projektionsfasern** in subcorticale Gebiete machen insgesamt nur einen kleinen Teil der corticalen Verbindungen aus.

1.1.2 Corticale Felder

Der Cortex lässt sich funktionell in Primärfelder, Sekundärfelder und Assoziationsfelder einteilen. Diese unterscheiden sich funktionell und zytoarchitektonisch. Die Einteilung nach **Brodmann** in 52 Felder beruht auf histologischen Kriterien. Weil diese oft mit funktionellen Aspekten korrelieren, wird sie auch heute noch häufig verwendet. Darüber hinaus existiert die makroskopische Unterteilung in die durch Fissuren getrennten Lappen.

Primärfelder Als Primärfelder werden Cortexareale bezeichnet, die über den Thalamus direkte Afferenzen empfangen. Die dort ankommenden Informationen sind zwar bereits durch den Thalamus gefiltert, aber noch nicht interpretiert: Sie können also nicht bewusst wahrgenommen werden (z. B. primärer visueller Cortex). Damit stellt auch der primäre Motocortex, der im Rahmen der motorischen Schleife thalamische Projektionen erhält, ein Primärfeld dar.

Sekundärfelder In räumlicher Nähe zu den Primärfeldern befinden sich die Sekundärfelder. Sensorische Sekundärfelder dienen dazu, die in den primären Feldern aufbereiteten Informationen zu interpretieren und in manchen Fällen auch zu Bewusstsein zu bringen. Motorische Sekundärfelder bilden eine Schnittstelle zwischen assoziativen und primären Motocortices.

Assoziationsfelder Im Gegensatz zu Sekundärfeldern erhalten assoziative Felder nicht nur Informationen eines einzigen Primärfelds, sondern **integrieren** und **interpretieren** Informationen verschiedener primärer und sekundärer Felder. Beispielsweise findet eine bewusste Sehwahrnehmung erst im parietalen Assoziationscortex statt. Einige motorische Assoziationsfelder erfüllen spezifische Funktionen z. B. motorisches Sprachzentrum.

MERKE
Assoziationsfelder erhalten zwar Informationen aus Primärfeldern, jedoch **keine** primären Sinnesinformationen.

Tab. 1.1 Laminae des Cortex

	Schicht	Lamina	Aufbau
I	Molekularschicht	Lamina molecularis	Geringe Zelldichte, hauptsächlich Zellfortsätze und Interneurone
II	Äußere Körnerschicht	Lamina granularis externa	Dicht gelagerte kleine Pyramidenzellen
III	Äußere Körnerschicht	Lamina pyramidalis externa	Große Pyramidenzellen, deren Axone den Großteil der assoziativen Bahnen bilden
IV	Innere Körnerschicht	Lamina granularis interna	Kleine Interneurone und Pyramidenzellen, Eingangsstation sensorischer Afferenzen → dominant in sensorischen Cortexarealen
V	Innere Pyramidenschicht	Lamina pyramidalis interna	Große Pyramidenzellen, deren Axone die Efferenzen in subcorticale Gebiete bilden → dominant in motorischen Arealen
VI	Multiforme Schicht	Lamina multiformis	Kleine Pyramidenzellen und Interneurone, die corticothalamische Efferenzen bilden

Frontallappen

Präfrontaler Cortex Von entscheidender Bedeutung für die hohen kognitiven, aber auch ethischen **Leistungen** des Menschen. Läsionen dieses Assoziationsfelds resultieren entsprechend in schwerwiegenden Persönlichkeitsveränderungen.
Motocortices Primäre und sekundäre (supplementäre) Motocortices liegen dicht beieinander.
Frontales Augenfeld Zuständig für die Initiation willkürlicher Augenbewegungen. Steht mit den visuellen Cortices und dem Hirnstamm in Verbindung.
Motorisches Sprachzentrum Als motorisches Assoziationsfeld von essenzieller Bedeutung für die Sprachbildung.
Frontales Blasenzentrum Auch die willkürliche Kontrolle über Harn- und Stuhlkontinenz ist auf einen intakten Frontallappen angewiesen. Daneben existieren vegetative Mechanismen, die die Kontinenz sichern.

Parietallappen

Sensorische Cortices Sowohl primäre als auch sekundäre sensorische Areale befinden sich im Parietallappen.
Posteriorer parietaler Cortex Hat als Assoziationscortex eine entscheidende Bedeutung für die Interpretation sensorischer Informationen. Erhält visuelle, propriozeptive, vestibuläre und auditive Informationen über Afferenzen aus den entsprechenden primären und sekundären Feldern. Diese werden integriert und gleichzeitig genutzt, um die **Umgebung sinnvoll wahrzunehmen.** Entsprechend ist der parietale Assoziationscortex für die **Orientierung im Raum** notwendig.

KLINIK
Neglect Nach ischämischen Schädigungen des **parietalen Assoziationscortex** ist klinisch das Bild eines Neglects der kontralateralen Seite zu beobachten. Das bedeutet, dass der Patient sensorische Informationen dieser Seite **nicht mehr bewusst wahrnimmt.** Dazu zählen die jeweils betroffene Seite des Gesichtsfelds **und die entsprechende Körperhälfte.**

Vestibulärer Cortex Auch im Parietallappen lokalisiert.
Gyrus angularis Bildet die wichtigste Schnittstelle zwischen den sekundären Seh- und Hörarealen. Spielt eine entscheidende Rolle für das Lesen und Schreiben. Läsionen resultieren folglich in einer Alexie oder Agrafie.

KLINIK
Apraxie Äußert sich in einer Unfähigkeit, komplexe **Bewegungsabläufe** wie Zähneputzen oder Schuhebinden durchzuführen. Im Gegensatz zu Ataxien oder anderen zentralen motorischen Störungen ist keine Muskelschwäche oder Beeinträchtigung der Feinmotorik zu beobachten. Ursache kann eine Läsion supplementär motorischer Cortices oder des parietalen Assoziationscortex sein.

Temporallappen

Auditive Cortices In den **Heschl-Querwindungen** des Temporallappens befindet sich die primäre Hörrinde. Kaudal ist die sekundäre Hörrinde lokalisiert, die entscheidend am Sprachverständnis beteiligt ist.
Hippocampus In der Tiefe des Temporallappens befindet sich der Hippocampus. Dieser phylogenetisch alte Teil des Großhirns ist entscheidend an **Lernvorgängen** und räumlicher Orientierung beteiligt (➤ Kap. 1.2.3).

Okzipitallappen

Der Okzipitallappen enthält die primären und sekundären visuellen Cortices.

Limbischer Cortex

Der limbische Cortex besteht aus mehreren funktionell verbundenen Teilen des Großhirns: v. a. Amygdala, anteriorer cingulärer Cortex, Hippocampus und Teile des präfrontalen Cortex. Er ist entscheidend an affektiven Verhaltensmustern wie z. B. Angst und **Fluchtreaktionen** beteiligt, aber auch an emotional geprägten Gedächtnisinhalten.

MERKE
Corticale Plastizität Nach corticalen Läsionen (z. B. Tumor, Ischämie) oder auch peripheren Läsionen (z. B. Trauma) kommt es zu einer **Reorganisation.** Diese Neuordnung der corticalen Areale ist etwa nach dem Verlust eines Fingers zu beobachten: Einige Wochen nach dem Trauma sind die entsprechenden motorischen und sensorischen Areale neu organisiert und die bisherigen Repräsentationen durch andere, zweckmäßigere ersetzt.
Corticale Plastizität ist auch als **Trainingseffekt** zu beobachten. So nehmen bei feinmotorischen Tätigkeiten wie dem Üben eines Instruments die entsprechenden Repräsentationen nach und nach eine größere Fläche ein.

1.1.3 Corticale Asymmetrie

Unter dem Begriff der corticalen Asymmetrie versteht man die Tatsache, dass sich die beiden Hemisphären funktionell unterscheiden.

Hemisphärendominanz V. a. höhere kognitive Funktionen wie das Sprachverständnis sind in der Regel **lateralisiert,** sodass eine Hemisphäre als (sprach-)dominant bezeichnet wird. Die andere Hirnhälfte wird entsprechend als subdominante Hemisphäre bezeichnet.
Händigkeit Etwa 90 % der Menschen sind **Rechtshänder,** d. h. sie benutzen während des Schreibens und anderen komplexen Tätigkeiten ausschließlich die rechte Hand. Die dominante Hemisphäre befindet sich also ebenso wie die Repräsentation der rechten Hand auf der linken Seite. Auch bei vielen **Linkshändern** ist die linke Hemisphäre dominant, nur wenige besitzen eine dominante rechte Hirnhälfte oder eine bilaterale Verteilung. Folglich ist bei der großen Mehrheit die **linke** die **dominante Hemisphäre.** Über die Ursachen der Lateralisierung kognitiver Funktionen wird spekuliert. Eine Theorie besagt, dass die Ausbildung der Händigkeit durch die intrauterine Lage des Fetus bestimmt wird (über die Hörwahrnehmung).
Dominante Hemisphäre Die dominante Hirnhälfte ist für die **Verarbeitung aller Sprachleistungen** zuständig. Dazu gehören nicht nur das Sprechen und das Sprachverständnis, sondern auch

Lesen und Schreiben. Daher sind Broca- und Wernicke-Zentrum i. d. R. ausschließlich in der dominanten Hemisphäre lokalisiert.

Subdominante Hemisphäre Die subdominante Hirnhälfte erfüllt ebenfalls wichtige Funktionen, die Voraussetzung höherer kognitiver Fähigkeiten sind. Es finden die neuronalen Prozesse statt, die Grundlage kognitiver Phänomene wie **räumliches Denken,** Orientierung im Raum und anderer Kategorien **nonverbaler Intelligenz** sind. So ist eine funktionell intakte subdominante Hemisphäre erforderlich, um Objekte zu ertasten oder anhand anderer sensorischer Stimuli wie hören oder sehen zu erkennen. Die subdominante Hemisphäre ist für die musikalische Wahrnehmung zuständig.

Hemisphärenplastizität Im Kindesalter können sich die Aufgaben der Hemisphären noch verändern. Dies geschieht jedoch nur nach frühen Läsionen der dominanten Hemisphäre im Rahmen corticaler Plastizität. Dieser **Sprachenshift** ist nur bis zur Pubertät möglich, da die dann einsetzenden Änderungen der Hormonausschüttung zu einer Verminderung der corticalen Plastizität führen.

Kommunikation über Komissurenfasern Die beiden Hemisphären erfüllen teilweise unterschiedliche Aufgaben, sind jedoch über Komissurenfasern anatomisch und funktionell eng miteinander verbunden.

KLINIK

Split brain Bei einigen schweren Formen generalisierter Epilepsie wurde früher **der Balken durchtrennt,** um die Ausbreitung des Krampfanfalls auf eine Hemisphäre zu beschränken. Patienten mit einem durchtrennten Corpus callosum zeigen charakteristische Defizite, die auf die stark eingeschränkte Hemisphärenkommunikation zurückzuführen sind.

Bildgebende Verfahren

Patienten mit umschriebenen Läsionen sind als Erkenntnisquelle funktioneller Zuordnungen mittlerweile von bildgebenden Verfahren abgelöst worden. **PET** und **fMRT** erlauben eine Analyse des corticalen Glucose- oder Sauerstoffverbrauchs, die mit der corticalen Aktivität korrelieren. Experimentell wird dann die **Aktivierung einzelner Cortexareale** während verschiedener Tätigkeiten bestimmt. Das Auflösungsvermögen dieser funktionellen Verfahren ist jedoch „klassischen" bildgebenden Verfahren wie Röntgen oder MRT deutlich unterlegen. Die funktionelle Bildgebung liefert eher relative Unterschiede und Korrelationen als absolute Werte.

Positronenemissionstomografie (PET) Bei der PET wird eine schwach radioaktiv markierte Substanz injiziert, die sich gleichmäßig im Körper verteilt. Für die Analyse des corticalen Sauerstoff- oder Glucoseverbrauchs wird dafür meist radioaktiv markierte Glucose verwendet. Aus dem radioaktiven Zerfall eines Isotops (z. B. ^{15}O) gehen Positronen hervor. Deren Halbwertszeit ist außerordentlich gering, da sie sofort auf Elektronen treffen und unter Abstrahlung von zwei entgegengesetzt emittierten Photonen vernichtet werden. Ein Detektor misst dann die freigesetzten Photonen. Die PET wird klinisch mit verschiedenen Radiopharmaka in Neurologie, Psychiatrie und Onkologie eingesetzt.

Funktionelle MRT (fMRT) Mit der fMRT kann der Oxygenierungsgrad des Bluts bestimmt werden. Desoxygeniertes Blut hat aufgrund der Konformationsänderung des Hämoglobins andere magnetische Eigenschaften als sauerstoffreiches Blut (BOLD: Blood oxygen level dependency). fMRT-Aufnahmen bestehen aus einem konventionellen MRT-Bild, auf dem die Areale farbig markiert sind, die einen erhöhten Sauerstoffverbrauch aufweisen.

1.1.4 Corticale Ableitungen

Grundlagen

Extrazellulare Potenziale entstehen spiegelbildlich zu den intrazellularen Ladungsverschiebungen während neuronaler Aktivität: Während der Ladungsverschiebung von extrazellular nach intrazellular verliert der Extrazellularraum positive Ladung. Weil dessen Volumen um ein Vielfaches größer als das des Intrazellularraums ist, finden normalerweise nur geringe Potenzialverschiebungen statt: Ein **EPSP** verursacht nur eine minimale Negativierung, ein **IPSP** eine minimale Positivierung. Da jedoch im Cortex meist ganze Neuronengruppen synchron aktiv sind, summieren sich die **postsynaptischen Potenziale** (EPSP und IPSP) zu einem **Feldpotenzial.** Dieses zeigt Amplituden von bis zu 100 µV und lässt sich durch die Schädeldecke registrieren. Dafür werden für ein Standardenzephalogramm Wechselspannungsverstärker verwendet. Im Ausnahmefall können auch Gleichstromverstärker zum Einsatz kommen, womit Schwankungen des mittleren corticalen Aktivitätsniveaus deutlicher sichtbar sind.

Leistungen

Mithilfe extrazellularer Elektroden kann man die Aktivität der corticalen Neurone erfassen. Die **Elektroenzephalografie** (EEG) mittels Wechselstromverstärkern verfügt über ein unübertroffenes **zeitliches Auflösungsvermögen,** da die neuronale Aktivität in Echtzeit aufgezeichnet wird. Das räumliche Auflösungsvermögen ist dagegen sehr beschränkt: Es wird nur eine **Summenaktivität** aufgezeichnet, sodass keine Aussage über die Aktivität einzelner Neurone möglich ist. Durch die Kondensatorwirkung der Kalotte und die corticale Schichtung erlauben Amplitude oder Richtung der EEG-Kurve keine Rückschlüsse auf die corticale Aktivität. Per Konvention wird jedoch ein positiver Ausschlag als negative Potenzialänderung bezeichnet.

MERKE

EEG-Anwendung Die EEG ist ein Standardverfahren der **Neurologie,** der Neurochirurgie und der Intensivmedizin. Eine routinemäßige Ableitung beinhaltet mindestens zwölf Messelektroden sowie Referenzelektroden, die nach einem festen Schema über die Kopfhaut verteilt werden. Während des **intraoperativen Monitorings** bei neurochirurgischen Eingriffen werden auch Potenziale direkt von der Cortexoberfläche abgeleitet.

Hirntod Das entscheidende Kriterium ist das **Null-Linien-EEG,** das auftritt, wenn die Cortexaktivität vollständig erlischt. Nachdem akute Vergiftungen ausgeschlossen worden sind, die ebenfalls Ursache eines Nulllinien-EEG sein können, gilt der Patient als biologisch tot.

Frequenzbänder im EEG

Eine typische EEG-Aufnahme zeigt **rhythmische Potenzialschwankungen** (Oszillationen), deren Frequenz je nach Tätigkeit variiert. Die griechischen Bezeichnungen sind historisch begründet und richten sich nicht nach der Frequenz (➤ Tab. 1.2, ➤ Abb. 1.1). Das Produkt aus Frequenz und Amplitude ist relativ konstant, sodass hohe Frequenzen mit niedrigeren Amplituden einhergehen und umgekehrt. Die dominanten Frequenzbänder sind auch altersabhängig.

Tab. 1.2 Frequenzbänder im EEG

Wellen	Frequenz [Hz]	Charakteristika
α-Wellen	8–13	Treten im entspannten Wachzustand bei geschlossenen Augen als synchronisiertes EEG auf; verschwinden bei plötzlichen Sinnesreizen (z. B. Augen öffnen, Geräusche): α-Blockade
β-Wellen	13–30	Treten während geistiger Tätigkeit oder Sinnesreizen auf; desynchronisierte Wellen
γ-Wellen	30–100	Während Lernprozessen und anderen kognitiven Aufgaben; synchronisierte Wellen
δ-Wellen	0,1–4	Langsame, synchronisierte Wellen, die typisch für Tiefschlafphasen sind
θ-Wellen	4–7	Treten während der Einschlafphase und in Zuständen verminderter Vigilanz auf

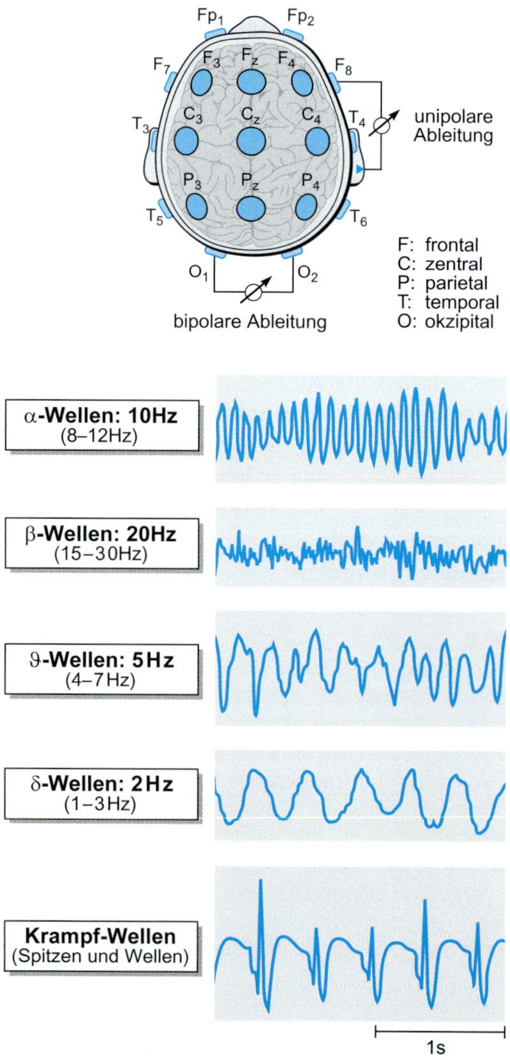

Abb. 1.1 Frequenzbänder im EEG. Dargestellt sind Originalableitungen verschiedener Frequenzen. Die klinisch weniger relevanten γ-Wellen fehlen in dieser Übersicht. Die untere Spur zeigt EEG-Muster, wie sie während eines epileptischen Anfalls auftreten. [L106]

KLINIK

Epilepsie Ein epileptischer Anfall ist durch eine corticale Übererregung gekennzeichnet, die entweder lokal beschränkt bleibt (fokale Epilepsie) oder generalisiert auf sämtliche Cortexareale übergreift (Grand Mal). Im EEG lassen sich dabei spezifische Muster in Form von **Spike and wave complexes,** eine **erhöhte Amplitude** sowie eine pathologische **Synchronizität** der Entladungen beobachten.

Evozierte Potenziale

EEG-Wellen, die aufgrund eines kontrolliert applizierten sensorischen Stimulus registriert werden, bezeichnet man als **evozierte Potenziale.** Beispiele hierfür sind visuell evozierte Potenziale, aber auch akustisch oder somatosensorisch evozierte Potenziale.

Anwendung Sie werden als Routinemethoden in der Klinik eingesetzt, um die funktionelle Intaktheit eines Sinneskanals zu überprüfen.

Eigenschaften Weil die reizkorrelierten Potenziale mit durchschnittlich 10 μV eine viel geringere Amplitude als das Spontan-EEG mit 100 μV haben, muss man viele Aufnahmen (Episoden) mitteln, um das evozierte Potenzial aus dem Grundrauschen herauszurechnen. Die evozierten Potenziale können eine Dauer von einigen Hundert Millisekunden haben und bestehen aus verschiedenen Komponenten. Die bekannteste ist **P300** – eine mit 300 ms Latenzzeit relativ späte corticale Antwort auf einen visuellen Stimulus.

CHECK-UP

- Nach welchen Kriterien lässt sich der Cortex morphologisch und funktionell einteilen?
- Welche Aufgabe hat der parietale Assoziationscortex?
- Was versteht man unter dem Begriff der Hemisphärendominanz?
- Welche Frequenzbänder werden im EEG unterschieden?
- Was ist ein evoziertes Potenzial?

Jetzt bist du dran!

Überblick gewinnen

Notiere dir ca. 5 Stichwörter aus diesem Unterkapitel.

1.2 Integrative Funktionen durch corticale und subcorticale Interaktionen

Gregor Däubler

Physiologie

1.2.1 Zirkadiane Periodik

Grundlagen

Viele biologische Vorgänge zeigen eine Periodik, sie laufen in wiederkehrenden Phasen ab. Die Phase kann mehrere Jahre lang sein. In den meisten Fällen liegt sie jedoch relativ konstant bei **24 Stunden** und prägt den Tag-Nacht-Rhythmus. Auch bei völliger Isolation bleibt diese **zirkadiane Rhythmik** weitgehend erhalten, die Zyklen werden jedoch geringfügig länger. Neben dem **Schlaf-wach-Rhythmus** zeigen v. a. Körpertemperatur, Blutdruck, Vigilanz und die Blutkonzentration der meisten Hormone eine zirkadiane Periodik.

Rhythmusgeneratoren

Zirkadiane Rhytmusgeneratoren liegen v. a. im Nucleus suprachiasmaticus. Diese Neurone integrieren exogene und endogene Zeitgeber: Über den Tractus retinohypothalamicus, eine Kollaterale des Tractus opticus, erhalten sie Informationen über die Umwelthelligkeit. Gleichzeitig sind sie selbst **spontan rhythmisch aktiv** und generieren auch ohne externe Stimuli Oszillationen, deren Frequenz mit der Tageszeit korreliert. Dieses **zeitabhängige Frequenzmuster** entsteht durch die gemeinsame Entladung von Neuronenverbänden. Dabei ändert sich wahrscheinlich je nach Tageszeit die Leitfähigkeit der Zellmembran, sodass sich die Entladungsfrequenz entsprechend verschiebt.

Melatonin

Nucleus suprachiasmaticus und **Hypophyse** sind funktionell eng gekoppelt. Während der Dunkelphasen schüttet die Hypophyse vermehrt **Melatonin** aus. Dieses Hormon wirkt zentral und senkt die Vigilanz und Körpertemperatur. Gleichzeitig wirkt Melatonin auf die suprachiasmatischen Neurone zurück und synchronisiert deren Oszillationen.

Charakteristika des Schlafs

Schlaf kann als Zustand herabgesetzter Vigilanz betrachtet werden und dient der körperlichen **Regeneration** und der **Konsolidierung** von Gedächtnisinhalten. Dabei sind charakteristische Veränderungen zu beobachten:

- **Verringerte Aufnahmefähigkeit:** Die Wahrnehmungsschwelle für sensorische Stimuli ist deutlich heraufgesetzt, nur starke Reize gelangen zum Bewusstsein.
- **Erhöhter Parasympathikotonus:** Vegetativ dominiert die Parasympathikusaktivität. Neben anderen Effekten senkt dies Herzfrequenz und Blutdruck.
- **Verringerter Muskeltonus:** Durch Interaktion von Hypophyse, Thalamus und motorischen Cortices wird der Muskeltonus gesenkt.
- **Verlangsamte Atmung:** Die Atmung ist während des Schlafs verlangsamt und ähnelt einer leichten Form der Cheyne-Stokes-Atmung.

Schlafstadien

Schlaf ist kein passiver Zustand und somit nicht mit dem der Bewusstlosigkeit oder Narkose zu vergleichen. Stattdessen ist er durch eine **intensive Kommunikation** von **Hirnstamm, Thalamus** und **Cortex** geprägt. Dabei werden zyklisch verschiedene Phasen durchlaufen, die anhand der vorherrschenden Frequenzbänder und EEG-Muster unterschieden werden:

Einschlafphase (S1) Das Stadium des Einschlafens dauert nur wenige Minuten und ist durch einen Übergang von einer α- in eine δ-Rhythmik geprägt. Die Weckschwelle ist niedrig, es kann zu generalisierten Muskelzuckungen (Einschlaf-Kloni) kommen.

Leichter Schlaf (S2) Die zweite Schlafphase beginnt ca. 15 Min. nach dem Einschlafen. Sie ist durch das Auftreten von **Schlafspindeln** (schnelle Potenzialschwankungen, die im EEG spindelförmig aussehen) und **K-Komplexen** (biphasische Wellenmuster hoher Amplitude) geprägt, die Zeichen einer niedrigen Weckschwelle sind.

Mittlere Schlaftiefe (S3) Diese Übergangsphase in den Tiefschlaf ist durch δ- und θ-Wellen mittlerer Amplitude gekennzeichnet.

Tiefschlaf (S4) Unregelmäßige δ-Wellen hoher Amplitude nehmen den größten Anteil ein. Sie wechseln sich mit langsamen θ-Wellen ab. Deshalb wird der Tiefschlaf auch als Slow wave sleep bezeichnet. Durch den hohen Parasympathikotonus sinken Blutdruck, Atem- und Herzfrequenz. Weil der Tiefschlaf mit dem intuitiven Konzept von Schlaf übereinstimmt, wird er auch als **orthodoxer Schlaf** bezeichnet. Die Weckschwelle ist stark erhöht.

Paradoxer Schlaf (REM) Diese Schlafphase ist von schnellen Augenbewegungen (Rapid eye movements) geprägt. Gleichzeitig steigen Blutdruck, Weckschwelle, Herz-, Atem- und vorherrschende EEG-Frequenzen, während der Muskeltonus extrem gering ist. Deshalb wird der REM-Schlaf auch als **paradoxer Schlaf** bezeichnet. Die Dauer der REM-Phasen nimmt in der zweiten Nachthälfte zu. Trotz der hohen Weckschwelle erfolgt das Erwachen meistens aus diesen Phasen, sodass man sich kurzzeitig an den größten Teil der Trauminhalte erinnern kann. Träume finden ausschließlich in REM-Phasen statt. Bei Verhindern von REM-Phasen, etwa während eines Experiments im Schlaflabor, beinhaltet der Schlaf in der nächsten Nacht einen erhöhten REM-Anteil.

MERKE
Pro Nacht werden etwa fünf Schlafzyklen durchlaufen, die alle Phasen beinhalten. Dabei sind die ersten beiden Zyklen besonders wichtig für die Regeneration. Sie werden als **Kernschlaf** bezeichnet, die darauffolgenden als **Füllschlaf.**

Altersabhängigkeit Während der Entwicklung nimmt die Schlafdauer ständig ab. Während sie beim Neugeborenen noch bis zu 16 Stunden beträgt, sinkt sie im Verlauf der Kindheit und Pubertät auf durchschnittlich 8 Stunden. Im Alter beträgt die Schlafdauer nur noch etwa 6 Stunden. Dabei vermindert sich neben dem Anteil des REM-Schlafs die Zeit, die in Tiefschlafphasen verbracht wird. Ältere Menschen verbringen also den größten Teil der Schlafzeit in den S2- und S3-Phasen.

KLINIK

Schlafstörungen Beeinträchtigungen der zirkadianen Rhythmik treten v. a. bei Inkongruenz äußerer und innerer Zeitgeber auf. Das ist sowohl beim **Jetlag,** bei dem subjektiv eine Zeitverschiebung stattfindet, als auch bei **Nachtarbeit** der Fall. In beiden Fällen benötigt die vollständige Adaptation an den Tag-Nacht-Rhythmus bis zu einer Woche. Menschen, die regelmäßig nachts arbeiten, leiden häufig an Schlafstörungen aufgrund chronisch niedriger Melatonin-Spiegel. Es gibt außerdem Hinweise, dass bei ihnen das Krebsrisiko erhöht ist.

1.2.2 Bewusstsein

Begriffe

- **Bewusstsein:** das Erkennen des eigenen Ichs und seiner mentalen Zustände sowie die Fähigkeit, auf äußere Reize zu reagieren. Im medizinischen Sprachgebrauch dominiert der letzte Aspekt, da er leichter zu definieren und von größerer klinischer Bedeutung ist.
- **Aufmerksamkeit:** Fokussierung auf bestimmte Wahrnehmungen oder mentale Prozesse.
- **Vigilanz:** Zustand andauernder Aufmerksamkeit oder Wachheit.

Aufmerksamkeit

Automatisierte Aufmerksamkeit Die meisten Reaktionen im Alltag finden im Rahmen automatisierter Reiz-Reaktions-Muster statt. Dabei kann ein Reiz unbewusst verarbeitet werden, ohne mit anderen Sinneseindrücken zu interferieren. Die **meisten verinnerlichten Tätigkeiten,** wie z. B. Schuhe binden oder Fahrrad fahren, fallen in diese Kategorie.

Kontrollierte Aufmerksamkeit Unbekannte Situationen und solche, für die keine gelernten Verhaltensweisen existieren, erfordern eine bewusste Steigerung der Aufmerksamkeit. Diese Sonderform der Aufmerksamkeit liegt dem **bewussten Erleben** zugrunde. Die Kapazität der Aufmerksamkeit ist begrenzt, sie wird vom **limitierten Kapazitätskontrollsystem** (LCCS, Limited capacity control system) gesteuert. Dieses System bezeichnet eine Interaktion von präfrontalem Cortex, parietalen Assoziationsarealen, Basalganglien und weiteren subcorticalen Zentren.

Bewusstes Erleben

Die neurophysiologische Grundlage von bewussten Prozessen ist eine **Interkonnektivität** corticaler und subcorticaler Systeme. Dabei interagieren LCCS, Thalamus und präfrontaler Cortex und generieren eine kreisende Erregung. Diese ist im EEG durch Oszillationen im γ-Frequenzbereich gekennzeichnet. Um eine bewusste Wahrnehmung zu bewirken, muss die neuronale Erregung mindestens 100 ms kreisen. Nicht alle subcorticalen Zentren sind in solche **Erregungskreise** eingebunden. So wird z. B. die Tätigkeit des Atemzentrums nicht bewusst wahrgenommen.

Vigilanz

Formatio reticularis Der Wachheitsgrad wird v. a. von subcorticalen Zentren reguliert. Die **Formatio reticularis** des Mittelhirns bildet dabei das wichtigste Aktivierungssystem. Sie besteht aus einem diffus verteilten neuronalen Netzwerk, in dem nur wenige Kerne wie der **Locus caeruleus** abgrenzbar sind. Er enthält wichtige **noradrenerge** Neurone, die zu Thalamus und Cortex projizieren.

Thalamus Der Thalamus verarbeitet und leitet nicht nur sensorische Informationen weiter, sondern reguliert auch Aufmerksamkeit und Vigilanz. Der **Nucleus reticularis** kann als Fortsetzung der Formatio reticularis im Zwischenhirn betrachtet werden. Er kann einzelne Thalamuskerne ansteuern und trägt so zur **selektiven Aufmerksamkeit** bei.

ARAS Die funktionelle Einheit von Formatio reticularis und dem thalamischen Nucleus reticularis wird als **aufsteigendes retikuläres Aktivierungssystem** (ARAS) bezeichnet. Eine Aktivierung dieses Systems stimuliert über thalamocorticale Verbindungen die corticale Signalverarbeitung.

Weckreaktion Eine Stimulation des ARAS senkt die corticale Erregungsschwelle, was zu einer gesteigerten Aktivität führt. Entsprechend sind auch im EEG charakteristische Veränderungen im Rahmen der **Weckreaktion** zu beobachten: Das **desynchronisierte Wach-EEG** niedriger Amplitude löst das regelmäßige, **synchronisierte Schlaf-EEG** hoher Amplitude ab. Verantwortlich dafür ist v. a. die verstärkte Aktivität thalamocorticaler Projektionen. Gleichzeitig erhöhen aktivierende Projektionen zum Nucleus reticularis die thalamische Sensibilität für sensorische Afferenzen.

Beteiligte Transmittersysteme An den Prozessen, die für das Bewusstsein entscheidend sind, sind drei Monoamin-Transmitter maßgeblich beteiligt. Die **monaminergen Systeme** projizieren zu Thalamus und Basalganglien, teilweise aber auch direkt in den Cortex und ins Rückenmark:

- Dopamin: mesolimbisches System
- Noradrenalin: Locus caeruleus
- Serotonin: Nucleus raphe dorsalis

KLINIK

Koma Die schwerste Form einer Bewusstseinsstörung ist das Koma. Komatöse Patienten können selbst durch stärkste Schmerzreize nicht geweckt werden. Neben generalisierten metabolischen, toxischen und traumatischen Schädigungen kann auch eine Läsion im Hirnstammbereich (Schädigung des ARAS) zum Koma führen. Eine wichtige Differenzialdiagnose ist das **Locked-in-Syndrom,** bei dem die Patienten nahezu vollständig gelähmt, jedoch bei vollem Bewusstsein sind.

Stupor Ebenfalls bei vollem Bewusstsein sind stuporöse Patienten. Trotz erhaltener Wahrnehmungsfähigkeit zeigen sie kaum oder extrem verzögerte körperliche und psychische Reaktionen. Ursache ist meist eine schwere psychische Erkrankung.

1.2.3 Lernen und Gedächtnis

Lernformen

Lernen Umgangssprachlich bedeutet Lernen einen Zugewinn an geistigen oder körperlichen Fähigkeiten. Eine neuropsychologische Definition von Lernen schließt außerdem eine über einen bestimmten Zeitraum stabile **Verhaltensänderung** mit ein. Anhand der beteiligten physiologischen und mentalen Prozesse werden **assoziatives** und **nichtassoziatives Lernen** unterschieden.

Nichtassoziatives Lernen Nichtassoziatives Lernen bedeutet eine Verhaltensänderung. Der Begriff der **Habituation** beschreibt die Gewöhnung an einen Reiz, also eine Abnahme der Reizantwort. Habituation ist im Gegensatz zur Adaptation, die peripher auf Ebene einzelner Rezeptoren stattfindet, ein zentraler Prozess. Eine weitere Form des nichtassoziativen Lernens ist die **Sensitivierung** (auch Sensibilisierung), das Gegenteil der Habituation. Dabei nimmt die Antwort auf einen Stimulus, etwa nach Schmerzreizen, zu.
Assoziatives Lernen Beim assoziativen Lernen werden immer zwei oder mehrere Stimuli verknüpft. Meistens werden damit nur die verschiedenen Formen der Konditionierung (s. u.) bezeichnet. Das **kognitive Lernen,** das dem Wissenserwerb dient, beruht auf Assoziationen und kann deshalb ebenfalls zum assoziativen Lernen gerechnet werden.

Konditionierung

Reize und Reflexe **Unbedingte** Reflexe sind angeboren und werden durch feste neuronale Verschaltungen vermittelt (z. B. Beugereflex). **Bedingte** Reflexe werden erst durch Lernvorgänge erworben. Die Reize, die zu den entsprechenden Reflexen führen, werden als **unkonditionierte** (unbedingte) bzw. **konditionierte** (bedingte) Stimuli (Reize) bezeichnet.
Klassische Konditionierung Die klassische Konditionierung beruht auf einer Verknüpfung von unbedingten und bedingten Reizantworten (➤ Abb. 1.2). Erstmals zeigte sie **Pawlow:** Beim Hund bildet der Speichelfluss beim Anbieten von Futter den unkonditionierten Reflex auf einen unkonditionierten Stimulus. Ein neutraler Reiz (Glockenton) kann zeitlich an den unbedingten Reiz gekoppelt werden, indem er jedes Mal kurz zuvor präsentiert wird. Bei ausreichender Wiederholung wird der ursprünglich bedeutungslose Reiz zum **konditionierten Stimulus.** Ab jetzt löst bereits der Glockenton den Speichelfluss aus. Die Reizantwort wird nun als konditionierter Reflex bezeichnet. In Tierexperimenten werden oft aversive Stimuli, etwa Elektroschocks, zur Konditionierung verwendet.
Extinktion Klassisch konditionierte Reizantworten können gezielt verlernt werden. Dafür wird der unkonditionierte Reiz (Futter) wiederholt ohne vorangehenden konditionierten Reiz (Glockenton) dargeboten. Gleichzeitig kann der bedingte Stimulus ohne Konsequenzen bleiben. Auf diese Weise wird die Verknüpfung von konditioniertem und unkonditioniertem Verhalten gelöscht (extingiert).
Operante Konditionierung Bei der operanten Konditionierung erfolgt das Lernen im Gegensatz zur klassischen Konditionierung **aktiv.** Dabei wird die zu lernende Verhaltensweise **belohnt,** entsprechend können unerwünschte Verhaltensweisen **bestraft** werden. Dadurch wird die erwünschte Verhaltes- oder Reaktionsweise, die zuerst spontan auftreten kann, gezielt gefördert. Das Verhalten selbst hat also einen Einfluss auf positive oder negative Konsequenzen und wirkt damit **operativ.** Positive Verstärkung wird als Belohnung, negative Verstärkung als Bestrafung bezeichnet.

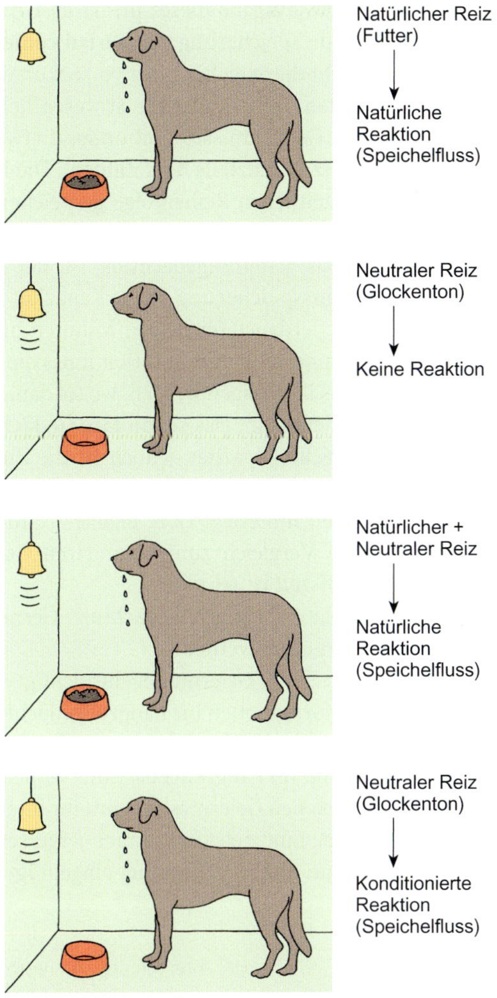

Abb. 1.2 Mechanismus der klassischen Konditionierung [L119]

Gedächtnisformen

Einteilung Gedächtnis ist Voraussetzung und Resultat aller Lernprozesse. Der Begriff beschreibt die Fähigkeit des ZNS, Informationen über einen längeren Zeitraum zu speichern. Anhand von funktionellen Gesichtspunkten werden **deklaratives** und **prozedurales Gedächtnis** unterschieden. Eine andere Einteilung berücksichtigt die Dauer der Informationsspeicherung und beinhaltet **sensorisches, Kurzzeit-** und **Langzeitgedächtnis.**
Deklaratives Gedächtnis Im deklarativen Gedächtnis sind **explizite Informationen** gespeichert. Das beinhaltet Faktenwissen ebenso wie eigene Erinnerungen. Deswegen spricht man auch vom **episodischen Gedächtnis.** Das deklarative Gedächtnis ist auf eine bewusste Wahrnehmung angewiesen.
Prozedurales Gedächtnis Das prozedurale Gedächtnis beinhaltet **implizites Wissen.** Dazu zählen **motorische Fähigkeiten** und die richtige Einordnung von sensorischen Informationen wie das Erkennen von Gesichtern. Auch durch Konditionierung Erlerntes ist im impliziten Gedächtnis abgelegt. Wichtige beteiligte Strukturen sind Basalganglien und Kleinhirn. Ein Erlernen motorischer Abläufe ist auch ohne volles Bewusstsein möglich.
Sensorisches Gedächtnis Das sensorische Gedächtnis ist durch eine **hohe Kapazität** bei sehr **geringer Speicherdauer** (maximal eine Sekunde) gekennzeichnet. Sensorische Informationen werden dort kurzzeitig unbewusst gespeichert und dann entweder sofort wieder **vergessen** oder ins **Kurzzeitgedächtnis** übertragen. Letzeres geschieht im Erwachsenenalter meist durch eine verbale Codierung, also ein inneres Nachsprechen. Kinder zeigen außerdem eine Form der nonverbalen Codierung, die sich stark am allgemeinen Kontext orientiert.

Kurzzeitgedächtnis Die Aufgabe dieses primären Gedächtnisses ist die vorübergehende Speicherung von **verbal codierten Informationen.** Dabei reicht die Speicherdauer von Sekunden bis zu maximal wenigen Minuten. Seine Kapazität ist wesentlich kleiner als die des sensorischen Gedächtnisses und umfasst etwa **sieben Informationseinheiten** (z. B. Satzteile oder Zahlen). Die Informationen werden in ihrer zeitlichen Reihenfolge gespeichert. Dabei werden alte durch neue ersetzt und dadurch vergessen.

Langzeitgedächtnis Das Langzeitgedächtnis ist der Ort der **dauerhaften Informationsspeicherung.** Seine Kapazität ist nahezu unbegrenzt, die Speicherdauer reicht von Minuten bis hin zu Jahrzehnten. Für das Erinnern von Information muss diese zuerst in das Kurzzeitgedächtnis übertragen werden, wo sie dann verbalisiert bzw. expliziert werden kann. Das **sekundäre Gedächtnis** besitzt eine sehr hohe Speicherkapazität, jedoch ist die Zugriffsgeschwindigkeit eher langsam. Im **tertiären Gedächtnis** sind nur wenige, essenzielle Fakten hinterlegt (z. B. eigener Name). Seine Speicherkapazität ist im Vergleich zum sekundären Gedächtnis extrem gering, die Zugriffszeit ist sehr kurz.

Vergessen Im sekundären Langzeitgedächtnis Gespeichertes kann auf zwei Wegen vergessen werden:

- **Proaktive Hemmung:** Zuvor Gelerntes beeinträchtigt die Übertragung neuer Informationen ins Langzeitgedächtnis. Beispiel: sich als Autofahrer auf Linksverkehr umstellen.
- **Retroaktive Hemmung:** Im Langzeitgedächtnis gespeicherte Information wird durch neu Gelerntes, das mit ihr interferiert, überschrieben, Beispiel: Eine Telefonnummer vergessen, nachdem man sich eine neue, ähnliche Nummer eingeprägt hat.

KLINIK

Anterograde Amnesie Bei einer anterograden Amnesie besteht eine Störung der Übertragung neuer Gedächtnisinhalte ins Langzeitgedächtnis. Sie tritt meistens bei Schädigungen des Temporallappens oder des Hippocampus auf.

Retrograde Amnesie Von retrograder Amnesie betroffene Patienten zeigen Gedächtnisverlust für vor der Schädigung Gelerntes.

Morbus Alzheimer Die Alzheimer-Erkrankung wird wahrscheinlich durch die Ablagerung von fehlgefalteten Proteinaggregaten verursacht (β-Amyloid-Plaques). Hauptsymptome sind der Verlust des Kurzzeitgedächtnisses und der Lernfähigkeit.

Plastizität

Grundlagen **Neuronale Plastizität,** also die Fähigkeit zur Änderung der morphologischen und funktionellen Eigenschaften, ist auf jeder Ebene des Nervensystems zu beobachten. Sie bildet die Voraussetzung aller Lernvorgänge und Gedächtnisleistungen. Je nach betrachteter Funktionsebene unterscheidet man zwischen **synaptischer** und **corticaler Plastizität.**

Hebb-Regel Die Hebb-Regel besagt, dass eine starke oder wiederholte Aktivierung von Neuron B durch Neuron A eine Verstärkung der synaptischen Übertragung bewirkt. Dadurch reichen künftig kleinere Aktivierungen aus, um eine Erregung von Neuron B zu bewirken. Die Änderungen, die der verbesserten Übertragung zugrunde liegen, können prä- oder postsynaptisch ablaufen sowie metabolisch oder durch Wachstumsfaktoren bewirkt werden.

Reifung Während der postnatalen Entwicklung geht ein Großteil der gebildeten Neurone durch Apoptose zugrunde. Nur diejenigen Neurone überleben, die gut in das Netzwerk eingebunden sind und stimuliert werden durch **Neutrophine** (neuronale Wachstumsfaktoren) wie **NGF** (Nerve growth factor) oder **BDNF** (Brain-derived neurotrophic factor). Auch im adulten Gehirn werden ständig Synapsen abgebaut. Dieser Vorgang ist mindestens genauso wichtig für Lernen und Gedächtnis wie die Bildung neuer Verbindungen.

Proteinbiosynthese Alle langfristigen Veränderungen der synaptischen Übertragung setzen eine Änderung der Proteinsynthese voraus. Der aktivitätsabhängige Ca^{2+}-Einstrom hat dabei nicht nur als Aktivator von NMDA-Kanälen Bedeutung, sondern kann als **Second messenger** auch direkt die **Genexpression** beeinflussen. V.a. **CREB** (cAMP response element binding protein), das im inaktiven Zustand als CRE vorliegt, fördert generell die Transkription. Durch einen Anstieg der intrazellularen Ca^{2+}-Konzentration erfolgt seine Phosphorylierung und Aktivierung. Die transkribierten Proteine sind meist neuronale Neutrophine, die auch umliegende Neurone stimulieren.

Gedächtniskonsolidierung Die Übertragung von Informationen vom Kurzzeit- ins Langzeitgedächtnis. Dabei nimmt das limbische System, v. a. der **Hippocampus** im medialen Temporallappen, eine wichtige Rolle ein. Vom Hippocampus aus bestehen wechselseitige Verbindungen zum **entorhinalen Cortex,** der Afferenzen aus allen corticalen Gebieten erhält. Gleichzeitig projiziert er über den entorhinalen und parahippocampalen Cortex in verschiedene Assoziationsareale. Diese stellen wahrscheinlich den Ort der Speicherung dar, der Hippocampus selbst ist für die Gedächtniskonsolidierung zuständig. Daneben ist er entscheidend an der **Orientierung im Raum** beteiligt.

1.2.4 Triebverhalten und Emotionen

Triebe

Triebe sind (meist genetisch) determinierte **Verhaltensmuster,** die innere Bedürfnisse befriedigen. **Homöostatische Triebe** dienen dazu, die Homöostase des Organismus aufrechtzuerhalten. Vegetative Informationen beeinflussen dies: So führt eine Steigerung der Plasmaosmolalität zu **Durst,** der umso stärker wird, je länger die Flüssigkeitsdeprivation anhält. Im Gegensatz dazu sind **nicht homöostatische Triebe** wie Sexualtrieb oder Neugier nicht streng an vegetative **Sollwerte** gebunden.

Angst

Angst ist eine überlebensnotwendige Reaktion auf äußere Bedrohungen. Diese Basisemotion dient im weiteren Sinn ebenfalls der Erhaltung der Homöostase. Sie ist geprägt durch eine plötzliche Erhöhung des **Sympathikotonus,** der einen Anstieg von Muskeltonus, Blutdruck und Pulsfrequenz bewirkt. Sensorische Informationen, die potenziell Angst auslösen, werden über Verbindungen vom Thalamus zur **Amygdala** geleitet. Als Teil des limbischen Systems (➤ Abb. 1.3) wird die Amygdala in einer ersten Stufe der **Angstreaktion** eher unspezifisch aktiviert. In einem weiteren Schritt leitet sie die Informationen, die sie von Thalamus und assoziativen Arealen erhält, an den frontalen Cortex weiter, wo ein Handlungsprogramm entworfen wird. Eine intakte Amygdala ist auch nötig, um Angst im Gesichtsausdruck anderer zu erkennen.

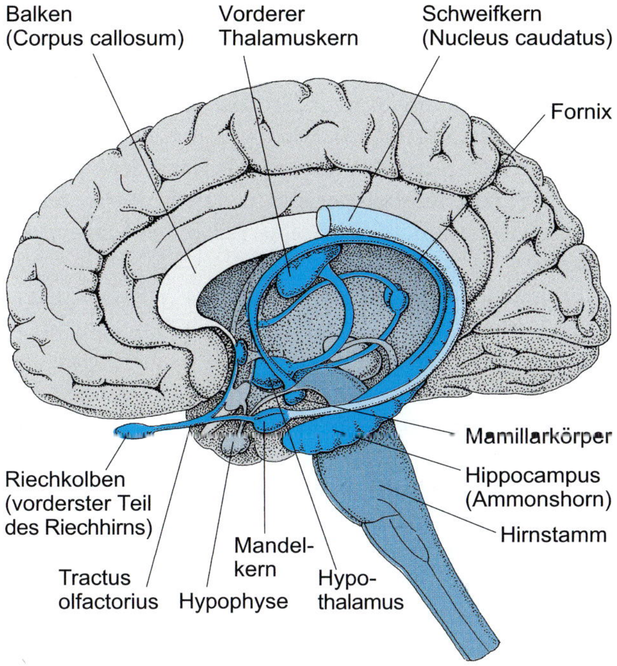

Abb. 1.3 Limbisches System [L190]

Sucht

Der Begriff Sucht umfasst ein Abhängigkeitssyndrom (substanzgebundene Sucht) ebenso wie eine verhaltensbezogene Abhängigkeit. Bei der Entstehung einer Suchterkrankung ist das **mesolimbische System** entscheidend beteiligt. Die Neurone des Nucleus accumbens (➤ Abb. 1.3) und des Striatums erhalten dopaminerge Afferenzen aus dem Mittelhirn und werden dadurch erregt. Diese Aktivierung bewirkt die Wahrnehmung von Freude. Drogen stimulieren direkt (z.B. Kokain, Amphetamine) oder indirekt (z.B. Heroin) dieses **positive Verstärkersystem.** Weil dabei die Transmitterkonzentrationen unphysiologisch hoch sind, setzt bald eine Toleranz ein: Die Dosis muss erhöht werden, um den gleichen positiven Effekt zu erzielen.

CHECK-UP

- Welche Schlafphasen sind im EEG durch δ-Wellen geprägt?
- Welche Charakteristika zeichnen den paradoxen Schlaf aus?
- Was ist Vigilanz und wie wird sie reguliert?
- Wie unterscheidet sich die operante von der klassischen Konditionierung?
- Was kann eine anterograde Amnesie auslösen?

Jetzt bist du dran!

Überblick gewinnen

Notiere dir ca. 5 Stichwörter aus diesem Unterkapitel.

1.3 Biologie und Kognition

Thomas Fink

Psych-Soz

1.3.1 Biologische Grundlagen

Aufbau des Gehirns

Das gesamte Gehirn, das mit dem Rückenmark zusammen das Zentralnervensystem (ZNS) bildet, lässt sich, vom Rückenmark aufsteigend, in vier unterschiedliche Bereiche einteilen:

- Hirnstamm
- Zwischenhirn
- Kleinhirn
- Großhirn

MERKE

Lokalisierung: Psychische Funktionen sind fast ausschließlich nicht nur in einer Region lokalisiert. An ihrem Zustandekommen sind oft Netzwerke beteiligt, die sich auf regional sehr unterschiedliche Bereiche des Gehirns verteilen.

Hirnstamm

Der **Hirnstamm** lässt sich in folgende Bereiche einteilen:

- Verlängertes Rückenmark (= Medulla oblongata)
- Brücke (= Pons)
- Mittelhirn (= Mesencephalon)

MERKE

Zentrale vegetative Funktionen wie Atmung und Herzschlag werden über den Hirnstamm gesteuert. Läsionen dieser Region sind daher besonders lebensgefährdend.

Zwischenhirn

Der **Thalamus** und der **Hypothalamus**bilden wesentliche Bereiche des **Zwischenhirns.**

MERKE

Der **Thalamus** wird das **„Tor zum Bewusstsein"** (auch das „Tor zum Cortex") genannt, da viele sensorische Reize erst über den Thalamus und dann in Teilen an die verschiedenen Cortexbereiche verlaufen. Somit agiert der Thalamus häufig als **Filter für Informationen.**

Kleinhirn

Das **Kleinhirn (Zerebellum)**ist kritisch für die **sensomotorische Koordination** wie Gleichgewicht und Steuerung der Feinmotorik. Neue Forschungsergebnisse weisen darauf hin, dass es außerdem bei Funktionen wie unbewusstem und sozialem Lernen eine zentrale Rolle einnimmt.

Großhirn

Das **Großhirn (Endhirn, Telencephalon)**ist die entwicklungsgeschichtlich jüngste Struktur. Es spielt eine kritische Rolle für die Entwicklung der meisten höheren kognitiven Funktionen (Gedächtnis, Aufmerksamkeit, Persönlichkeit). Drei Bereiche des Großhirns und ihre Funktionen sind für das Physikum relevant:

- Großhirnrinde (**Cortex cerebri, Neocortex**)**:**Sie bildet die äußere Schicht des Großhirns und ist reich an Zellkörpern von **Nervenzellen (Neurone).**Sie wird in Abgrenzung zu der darunterliegenden Schicht an **Axonen (Fortsätze der Nervenzellen)**auch **graue Substanz** genannt, was an der klassischen Färbungsmethode liegt. Die Rinde lässt sich in vier Lappen unterteilen:
  - **Frontallappen (Stirnlappen):**Zu seinen Aufgaben zählen die **Vorbereitung und Ausführung von Bewegungsabläufen.** Im **präfrontalen Cortex,** der neben motorischen und prämotorischen Bereichen den Stirnlappen ausmacht, sind die **exekutiven Funktionen**(Problemlösen, Handlungsplanung) wesentlich lokalisiert.
  - **Parietallappen (Scheitellappen):** Die **sensorische Informationsverarbeitung** und Steuerung der Aufmerksamkeit (v. a. im Raum) sind seine wesentlichen Aufgaben. In Kombination dieser beiden Aufgaben wird auch die Steuerung und Koordination von Bewegungen aufgrund visueller Informationen diesem Bereich zugeordnet.
  - **Occipitallappen (Hinterhauptslappen): Primäre und sekundäre Sehzentren** (visuelle Assoziationszentren) machen diesen kompletten Lappen aus. Bei Läsionen in diesem Bereich kann es zu kontralateralen (auf der entgegengesetzten Körperseite/-hälfte liegenden) Gesichtsfeldausfällen und Agnosien kommen.
  - **Temporallappen (Schläfenlappen):**Neben dem Sprachverständnis und dem Gedächtnis, ist auch das auditive Erkennen kritisch in diesem Lappen verankert. Bei Schädigungen kann es zu Sprachstörungen kommen.

KLINIK

Agnosien sind definiert als Störungen des visuellen Erkennens trotz erhaltener Sehleistungen und kognitiver und sprachlicher Fähigkeiten, bei denen das Erkennen in einer anderen Modalität erhalten ist. Formen der visuellen Agnosie:

- Objektagnosie: Objekte können nicht benannt werden.
- Prosopagnosie: Gesichter lassen nicht den Schluss auf die Person zu. Beispiel: Dem Patienten wird ein Bild seiner Frau gezeigt. Arzt: „Was sehen Sie?" Patient: „Einen Löwen."
- Topografische Agnosie: Orte, Wege und Gegenden können nicht erkannt werden.

- Basalganglien: Sie sind kritisch für die Planung und Ausführung der Willkürmotorik (willkürlich ausgeführte Bewegungen) und verschiedene exekutive Funktionen.
- Limbisches System: In enger Zusammenarbeit mit anderen Gehirnbereichen ist das limbische System wesentlich beteiligt an der Verarbeitung von Emotionen und am Entstehen von Triebverhalten. Die wesentlichsten Subbereiche sind:
  - **Amygdala (Mandelkern):**Das Entstehen von Angst und die emotionale Bewertung von Reizen (z. B. Gesichtern) finden wesentlich in der Amygdala statt. Eine Schädigung kann neben der Beeinträchtigung dieser Funktionen auch zu pathologischer Aggressivität führen.
  - **Hippocampus:** Er ist die bedeutendste Struktur für Lernen und deklaratives (verbalisierbares) Gedächtnis. Die Konsolidierung von Gedächtnisinhalten findet im Hippocampus statt.

KLINIK

Bei der **Langzeitpotenzierung** ändert sich die Erregbarkeit von Neuronen im Hippocampus und im Cortex. Sie stellt eine Form der synaptischen Plastizität dar: Werden zwei Neurone synchron aktiviert, so entsteht eine **Verbindung, die zukünftige Signalübertragung leichter macht.** Damit stellt sie die Basis für Lernen und Gedächtnis dar.

Eigenschaften des Gehirns

Lateralisierung

Unter **Lateralisierung** versteht man die überwiegende Zuordnung bestimmter körperlicher und mentaler Funktionen zu einer der beiden **Hirnhemisphären (Hirnhälften).** Die **Sprachproduktion** ist überwiegend in der linken **Hemisphäre** lateralisiert (bei 95 % der Rechtshänder und 70 % der Linkshänder). Die **räumliche Wahrnehmung** und die **Erkennung von Gesichtern** hingegen ist fast ausschließlich **rechtshemisphärisch** lateralisiert.

Neurotransmitter

Neurotransmitter sind **Botenstoffe** des Gehirns, die zur Signalübertragung im postsynaptischen Spalt zum Einsatz kommen. Sie wirken entweder **exzitatorisch (erregend)** oder **inhibitorisch (hemmend)** auf bestimmte Neuronentypen. Der wichtigste exzitatorische Neurotransmitter ist **Glutamat,** der wichtigste inhibitorische **Gamma-Amino-Buttersäure (GABA).**Weitere wichtige Neurotransmitter:

- **Dopamin:** wird umgangssprachlich auch als „Glückshormon" bezeichnet. Es ist wesentlich beteiligt am **Belohnungsempfinden.** Bei Versuchen mit Ratten, die sich über Betätigung eines Hebels intrakraniell selbst Reizen konnten, konnte die **Verstärkerwirkung** nachgewiesen werden. Diese reicht bis zur Sucht.

KLINIK

Dopaminhaushalt: Parkinson und Schizophrenie Bei Morbus Parkinson kommt es zu einem Untergang der Zellen in der Substantia nigra, wodurch es im limbischen System zu einem Mangel an Dopamin kommt. Klassisch wird Parkinson mit Levodopa (L-Dopa) behandelt. Dieser Stoff kann vom Gehirn in Dopamin umgewandelt werden. Bei einer Überdosierung kann es zu schizophrenen Symptomen kommen. Parkinson und Schizophrenie hängen beide mit dem Dopaminspiegel bzw. den Rezeptoren zusammen: Bei Parkinson wird zu wenig Dopamin aufgenommen und bei Schizophrenie zu viel.

- **Oxytocin:** kann sowohl als Neurotransmitter als auch als Hormon agieren. Seine physiologische Wirkung zeigt sich bei der Geburt in der Kontraktion der Gebärmuttermuskulatur und beim Säugen in der Milchejektion. Seine psychologische Wirkung, die in diesen Situationen ebenfalls hilfreich ist, liegt in der **Stärkung der mütterlichen Bindung** sowie in der Reduzierung von **Stress.** Somit wirkt es als evolutionärer Mechanismus, der die **Pflege von Neugeborenen** sichert.

Spiegelneurone

Beim ersten Nachweis dafür, dass bestimmte Neurone bei der Beobachtung einer Handlung oder eines Gefühls die gleiche Aktivierung zeigen, die auch auftritt, falls der Organismus selbst aktiv diese Handlung ausführt oder dieses Gefühl empfindet, geriet die wissenschaftliche Welt in Aufruhr. Das Zustandekommen von **Empathie** und die **Imitation,** die fast automatisch bei höheren Säugern stattfindet, schienen erklärt. Leider sind die Ergebnisse nicht eindeutig: Bis heute gibt es keine allgemein akzeptierten Modelle, um genau zu erklären, wie Spiegelneurone mit kognitiven Funktionen interagieren oder auf sie einwirken.

Neuronale Plastizität

Der Begriff der **neuronalen Plastizität** (Gehirnplastizität) bezeichnet die Tatsache, dass das Gehirn zu **strukturellen Wandlungen** fähig ist. Meist beziehen sich diese Änderungen auf die **Neubildung von Synapsen,** die während der Ausführung einer Tätigkeit (körperlich oder geistig) stattfindet. Diese führt sogar zu einer **Volumensteigerung** in Bereichen, die besonders von der speziellen Tätigkeit in Anspruch genommen werden. So haben z. B. Personen, die bereits früh und viel Gitarre spielen ein deutlich vergrößertes Areal zur motorischen Steuerung des kleinen Fingers der linken Hand. Die neuronale Plastizität ist also die biologische Basis von **Lernen und Gedächtnis.** Aber auch bei der **Rehabilitation nach Gehirnverletzungen** mit Funktionsausfall spielt sie eine wesentliche Rolle.

KLINIK

Die neuronale Plastizität macht man sich im Rahmen des **neuropsychologischen Trainings** zunutze: Durch speziell **angepasstes Üben** der beeinträchtigten Funktion (Aufmerksamkeit, Gedächtnis, exekutive Funktion) sollen die Kompensationsprozesse des Gehirns verstärkt und die Funktionen wiederhergestellt werden. Die Wiederherstellung bezeichnet man als **Restitution.**

CHECK-UP

- Ein Patient berichtet von Problemen beim Greifen von Gegenständen. Welche Gehirnbereiche sind an dieser Handlung kritisch beteiligt?
- Wie heißt der Fachbegriff für eine Störung im visuellen Erkennen von Gesichtern?
- Wie definieren sich Langzeitpotenzierungen?
- In welcher Hemisphäre ist die Sprache überwiegend angesiedelt?
- Beschreibe die psychologische Wirkung von Oxytocin.

Schlaf

Schlaf stellt einen wesentlichen Teil des menschlichen Lebens dar. Über die Lebensspanne hinweg reduziert sich das Bedürfnis nach Schlaf beständig. Säuglinge benötigen bis zu 18 h Schlaf täglich und auch Jugendliche schlafen noch 9–10 h/d. Erwachsene unterscheiden sich stark in ihrem Bedürfnis nach Schlaf (im Durchschnitt zwischen 7 h und 8 h).

REM-Schlaf und Non-REM-Schlaf

Man trennt **REM-Schlaf (Rapid-Eye-Movement-Schlaf)** von allem anderen Schlaf, der als Non-REM-Schlaf zusammengefasst wird. **Schnelle Augenbewegungen** verleihen ihm seinen Namen. REM-Schlaf wird auch als **paradoxer Schlaf** bezeichnet, da ein **Ansteigen der vegetativen Funktionen** (Blutdruck, Atmungs- und Herzfrequenz) mit einer **Atonie der Skelettmuskulatur** einhergeht. Neben dieser Atonie kommt es zu Myoklonien (unwillkürliche Muskelzuckungen). Erwachsene verbringen etwa 20 % der gesamten Schlafzeit im REM-Schlaf, wobei dieser in der zweiten Nachthälfte anteilig deutlich länger wird. Da Neugeborene fast ausschließlich REM-Schlaf durchlaufen, wird eine Bedeutung für die Reifung des ZNS diskutiert. Träume kommen im REM-Schlaf deutlich häufiger vor, sind länger und werden besser erinnert als in den anderen Schlafphasen. Es findet eine stärkere Durchblutung der Genitalien statt, welche beim Mann zur Erektion führt und auch auftritt, obwohl die Person nach dem Wecken nicht über Träume mit sexuellem Inhalt berichtet.

Schlafstadien

Der **Non-REM-Schlaf** lässt sich in **vier Phasen** (➤ Abb. 1.4) aufteilen:

- Schlafstadium 1 (Einschlafstadium): Alpha- und Thetawellen
- Schlafstadium 2 (leichter Schlaf): Schlafspindeln, K-Komplexe und Thetawellen
- Schlafstadium 3 (mittlerer Schlaf): erste Deltawellen
- Schlafstadium 4 (Tiefschlaf): mehr als 50 % Deltawellen

Die fünf Schlafstadien (einschließlich REM-Schlaf) werden vom Menschen in jeder Nacht etwas 5-mal durchlaufen. REM-Schlaf folgt auf Tiefschlaf, wonach wieder bei Stadium 2 begonnen wird.

Schlafentzug

Die Funktion des Schlafes ist noch nicht vollständig aufgeklärt. Sicher ist allerdings, dass jeder Mensch Schlaf benötigt. Totaler Schlafentzug führt zu Beeinträchtigungen in den Bereichen **Aufmerksamkeit und Gedächtnis.** Nach dem Schlafentzug kommt es zu einer Verlängerung der Gesamtschlafzeit mit erhöhtem REM-Schlaf-Anteil in den nachfolgenden Nächten, die jedoch keineswegs den gesamten entgangenen Schlaf abbildet. Selektiver REM-Schlaf-Entzug führt zu gesteigerter Reizbarkeit, Hyperaktivität und Konsolidierungsschwächen.

Schlafentzug wird bei der Behandlung von Depressionen als Therapiemethode **(Wachtherapie)** angewandt. Meist wird dabei selektiv nur die zweite Nachthälfte ausgesetzt. Eine Verbesserung des Gleichgewichts der Neurotransmitter ist die Folge. Bei einer bipolaren Störung kann allerdings ein Umschlag (Switch) der depressiven in die manische Verstimmung erfolgen.

KLINIK

Dauerhaft zu geringer Schlaf stellt ein Gesundheitsrisiko dar. Zahlreiche negative Auswirkungen wurden nachgewiesen: Schwächung des Immunsystems, erhöhtes Risiko für Herzerkrankungen, Diabetes (Typ 2) und Fettleibigkeit.

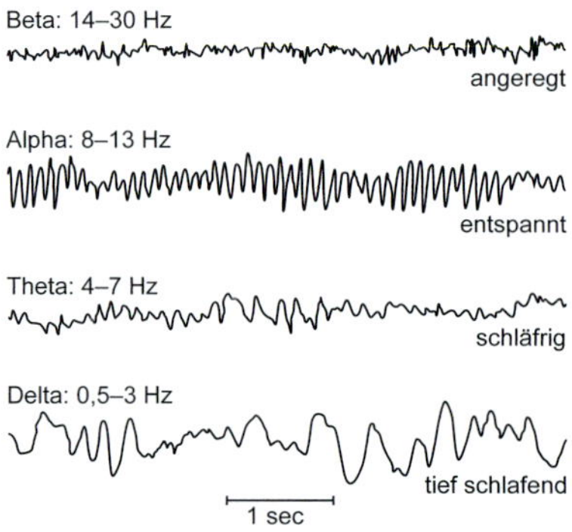

Abb. 1.4 Schlafstadien nach Kleitman [L231]

Schlafstörungen

Etwa 25 % der Bevölkerung leiden unter **Schlafstörungen.** Ein- und Durchschlafstörungen werden als Insomnien (Hyposomnien) bezeichnet, während das erhöhte Bedürfnis nach Schlaf als Hypersomnie klassifiziert wird. Auch Atmungsstörungen können den Schlaf beeinträchtigen. Einige Beispiele:

- **Nachtangst (Pavor nocturnus):** Die Betroffenen erwachen mit einem Schreckensschrei, haben erhöhte vegetative Aktivität und verschiedene Körperbewegungen. Hinzu kommt, dass sich der Erwachte in einem Stadium der Desorientiertheit befindet, das die Beruhigungsversuche anderer Personen meist erfolglos bleiben lässt.
- **Narkolepsie:** Bei dieser Art der Hypersomnie bestehen exzessive Tagesschläfrigkeit und Kataplexien (emotionsbedingter Verlust des Muskeltonus). Die Kataplexien können im Alltag ein hohes Verletzungsrisiko bergen.
- **Schlafapnoe-Syndrom:** Das Schlafapnoe-Syndrom ist eine Atmungsstörung, bei der Atemstillstände (Apnoen) während des Schlafes auftreten, die die betroffene Person meist nicht aufwecken, aber in ein früheres Schlafstadium zurückwerfen. Als Folge treten Tagesmüdigkeit bis hin zum Sekundenschlaf auf.

Schmerz

Nozizeption

Die subjektive Wahrnehmung von Schmerz wird als **Nozizeption,** die beteiligten Rezeptoren werden als **Nozizeptoren** bezeichnet. Es bestehen starke interindividuelle Unterschiede in dieser Wahrnehmung. Erklärungsansätze reichen von **sozialen Normen**(„Ein Mann muss das aushalten!") über **Kontrollmöglichkeiten** („Ich will dieses Tattoo.") bis hin zur Bewertung der **Ursache der Schmerzen.**

MERKE

-zeptionen Neben der Nozizeption bestehen noch weitere Begriffe der Wahrnehmung:

- **Interozeption:**Wahrnehmung aus und über eigene/n Körperabschnitte/n
- **Viszerozeption:**Wahrnehmung von Organen und Organtätigkeiten
- **Propriozeption:**Wahrnehmung von Körperlage und -bewegung im Raum

Messung von Schmerzen

Da die Wahrnehmung von Schmerzen so stark zwischen verschiedenen Personen schwankt, ist auch die Messung problematisch. Zu den erfolgreichsten Methoden gehören Fragebögen und Schmerzskalen:

- **Adjektivlisten:** Der Patient soll seinen Schmerz in Dimensionen wie Schärfe (schneidend, brennend usw.) und Rhythmik (pochend, pulsierend usw.) anhand vorgegebener Adjektive beschreiben.
- **Visuelle Analogskala (VAS):** Bei diesem sehr häufig eingesetzten Verfahren bestimmt der Patient auf einer Skala seine Schmerzempfinden. Die beiden Enden sind mit den Begriffen „kein Schmerz" und „unerträgliche Schmerzen" versehen. Die

subjektive Markierung des Patienten kann dann in Zahlenwerte (z. B. 5 aus 10) übertragen werden.
- **Cold-Pressure-Test:** Dieser Test dient der Einschätzung der Schmerzempfindung und -toleranz einer Person. Eine Hand wird hierbei in Eiswasser getaucht, und die Person soll zunächst angeben, wann das Kälte- in Schmerzempfinden umschlägt, und dann die Hand entfernen, sobald der Schmerz unerträglich wird. Die erste Zeitspanne zeigt die Schwelle der Schmerzempfindung und die zweite die der Schmerztoleranz.

Schmerzkomponenten

Man unterscheidet folgende Komponenten des Schmerzes:
- **Sensorisch-diskriminative Schmerzkomponente:** Charakteristika wie Lokalisation, Intensität, Art und Dauer.
- **Affektive Schmerzkomponente:** Emotionale Reaktion, die durch den Schmerz ausgelöst wird (Wut, Angst etc.).
- **Vegetative Schmerzkomponente:** vegetative Begleiterscheinungen des Schmerzes (Übelkeit, hoher Blutdruck etc.)
- **Motorische Schmerzkomponente:** Schutzreflexe und Schonhaltungen, die als Reflexe auf den Schmerz auftreten.
- **Kognitive Schmerzkomponente:**Bewusste Bewertung des Schmerzes auf Basis der vier vorhergehenden Komponenten, die dann häufig zu verbalen und nonverbalen (Mimik, Gestik) Schmerzäußerungen führt.

Schmerztherapie

Bei Schmerzen, die nicht auf Medikamente anzusprechen scheinen, und bei chronischen Schmerzen, bei denen die Obergrenze für die Medikamente erreicht ist, werden psychologische Schmerztherapien angewandt. Beispiele:
- **Biofeedback:** Bei diesem Verfahren werden dem Patienten biologische Vorgänge (Blutdruck, Hautwiderstand, Gehirnströme etc.) sichtbar gemacht. Zunächst erfährt der Patient dann, wie sich die Veränderung dieser Parameter auf seine Schmerzen auswirkt und später, wie er diese Veränderungen dann erwirken kann. So gelingt Patienten nach dem Training auch die Steuerung von vegetativen Funktionen und dadurch oft die Reduzierung ihrer empfundenen Schmerzen.
- **Verhaltenstherapeutische Verfahren:**
  - **Entspannungstechniken:** Mithilfe von progressiver Muskelrelaxation, autogenem Training, Selbsthypnose oder Hypnose kann ein Zustand herbeigeführt werden, in dem die Muskelspannung abnimmt und der Schmerz als geringer empfunden wird.
  - **Kognitiv-verhaltenstherapeutische Therapie:** Schmerzfördernde Gedanken (z. B. Katastrophisieren: „Dieser Schmerz ist so stark, dass ich nichts mehr anderes machen kann und er wird mich umbringen.“) sollen nach Psychoedukation erkannt und durch adaptivere Alternativen ersetzt werden.
  - **Operantes Konditionieren:** Schmerzlinderndes Verhalten wird verstärkt und schmerzsteigerndes oder -erhaltendes Verhalten gelöscht. Als Beispiel kann die zeitkontingente Medikamenteneinnahme dienen: Medikamente werden immer zu einer festen Zeit und nicht nach Bedarf eingenommen, damit es nicht über eine Verstärkung zu einer Abhängigkeit kommt.

Aktivierung

Unter Aktivierung kann man die physiologische Angeregtheit eines Individuums und damit seine Bereitschaft zu körperlicher und geistiger Leistungsbereitschaft zusammenfassen.

Orientierungsreaktion

Eine **Orientierungsreaktion** tritt auf einen Umgebungsreiz auf, der unbekannt und unerwartet ist. Sie beinhaltet:
- Zunahme der Pulsfrequenz
- Weiten der Pupillen
- Anstieg der Hautleitfähigkeit, Abnahme des Hautwiderstandes
- Überwiegend β-EEG und α-Blockade
- Tonuserhöhung der Muskulatur
- Unterbrechung motorischer Aktivitäten und Hinwendung zur Reizquelle
- Erniedrigung der Reizschwelle für die gegebene Modalität bei gleichzeitiger Erhöhung der Reizschwelle für alle anderen Modalitäten

MERKE
Kürzeste Latenzzeit Unter diesen Komponenten besitzt die α-Blockade des kürzeste Zeitintervall zwischen Reizeinsatz und Gipfelpunkt der Reaktion (Latenzzeit).

Wird der gleiche Reiz wiederholt dargeboten, so findet eine **Habituation** statt: Die Orientierungsreaktion lässt in ihrer Intensität nach, bis sie ausbleibt.

MERKE
Orientierungsreaktion vs. Defensivreaktion Die Orientierungsreaktion tritt nur auf Reize auf, die nicht sofort als gefährlich eingestuft werden. Bei gefährlichen Reizen tritt stattdessen eine **Defensivreaktion** (Fight-or-Flight Response) auf. Die Defensivreaktion **unterscheidet** sich von der Orientierungsfunktion in ihrer **ersten motorischen Komponente (Schutzreflex)** und in einer deutlich **langsameren Habitutation.**

Yerkes-Dodson-Gesetz

Bereits 1908 kamen Yerkes und Dodson zu der Erkenntnis, dass die kognitive Leistungsfähigkeit und das Erregungsniveau einen umgekehrt u-förmigen Zusammenhang aufweisen (➤ Abb. 1.5). Sowohl ein zu hohes als auch ein zu niedriges Maß an Anspannung führt demnach zu einer Leistung, die nicht dem Optimum

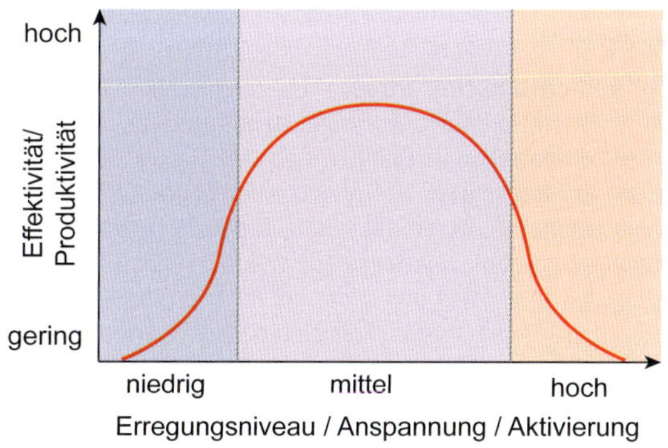

Abb. 1.5 Yerkes-Dodson-Gesetz [L231]

entspricht. Das passende Erregungsniveau unterliegt zusätzlich starken interindividuellen Schwankungen. Ein Beispiel: Eine Patientin kann auf dem Weg in die Klinik nur knapp einem entgegenkommenden Lastwagen ausweichen. Noch bei der Ankunft ist Sie sehr bleich. In den ersten neuropsychologischen Testverfahren, die durchgeführt werden, erreicht sie nur unterdurchschnittliche Ergebnisse, bessert sich jedoch dann.

Stress(reaktion)

Als **Stress(reaktion)** wird in der Psychologie die **körperliche und seelische Reaktion** eines Organismus auf eine **innere oder äußere Belastung** bezeichnet. Das Reizereignis selbst wird **Stressor (Stressfaktor)** genannt. Stressoren bedrohen die physische und psychische **Homöostase(Prozess der Aufrechterhaltung eines Gleichgewichtszustands)** des Individuums. Im homöostatischen System des Körpers sind für zahlreiche Faktoren Sollwerte (Körpertemperatur, Blutdruck etc.) hinterlegt, deren Einhaltung die Aufrechterhaltung des Gleichgewichts ermöglicht.

MERKE
- Im alltäglichen Sprachgebrauch: Stress = belastende Situation
- In der Psychologie/Medizin: Stress = Reaktion auf belastende Situation

Allostase

Treten andauernde und besonders intensive Anforderungen auf, so kann es vorkommen, dass die Sollwerte der normalen Homöostase nicht mehr zum gewünschten Erfolg führen. In diesem Fall findet ein **Anpassungsprozess** statt, der die **Sollwerte neu definiert,** um dem Organismus eine Adaptation zu ermöglichen. Das Ergebnis dieses Anpassungsprozesses nennt man **Allostase.**

Die Allostase kann allerdings auch ein Ergebnis darstellen, das unter normalen evolutionären Bedingungen zwar als adaptiv gelten würde, aber in besonderen Situationen zu einem Problem werden kann. Solch eine besondere Situation stellen viele Lebensumstände in unserem modernen Leben dar. So sind z. B. Stressreaktionen wie die Ausschüttung von Botenstoffen zur Bewältigung einer akuten körperlichen Bedrohung nur wenig geeignet, um eine andauernde psychosoziale Belastung zu bewältigen. Besonders bei sehr lange anhaltenden und kostenaufwendigen allostatischen Ausgleichsprozessen kann es deswegen zu einer allostatischen Überlastung kommen. Diese kann dann pathophysiologische Prozesse initiieren. Ein gutes Beispiel ist die Ausschüttung von Kortisol bei chronischem Stress.

KLINIK

Kortisol und chronischer Stress Bei chronischem Stress kommt es zu einer insgesamt erhöhten Kortisolausschüttung. Der Tagesrhythmus der Kortisolkonzentration im Blut flacht ab: Am Morgen besteht eine geringere und am Nachmittag und Abend eine höhere Kortisolkonzentration als im Normalfall. Durch das zusätzliche Kortisol wird das Immunsystem zunächst gestärkt. Nach einer gewissen Zeit findet allerdings eine Anpassung der Rezeptoren und damit der Reaktion des Körpers auf das Kortisol statt: Das Immunsystem kollabiert nach der vermehrten Anstrengung und bleibt auch nach dem Wegfall des Stressors noch einige Zeit beeinträchtigt.

Allgemeines Anpassungssyndrom

Im **allgemeine Anpassungssyndrom (allgemeines Adaptationssyndrom)**versuchte Selye diese **kurzfristige Erhöhung der Widerstandskraft** und die langfristige negative Auswirkung von Stressoren aller Art zu beschreiben. Es besteht aus drei Phasen:
- **Alarmphase:** Als Reaktion auf den Stressor begibt sich der Körper in einen Zustand erhöhter Aktivierung und somit gesteigerter Leistungsbereitschaft. Sowohl eine Sympathikusaktivierung zur kurzfristigen Reaktion als auch eine erhöhte Ausschüttung von ACTH (adrenokortikotropes Hormon) zur mittelfristigen Reaktion findet statt.
- **Widerstandsphase:** Die Widerstandskraft des Körpers steigt. Als Folge der ACTH-Ausschüttung wird nun mehr Kortisol vom Körper ausgeschüttet. Gleichzeitig versucht das Individuum sich des Stressors zu entledigen.
- **Erschöpfungsphase:** Die Ressourcen des Körpers sind erschöpft. Falls es zu dieser Phase kommt, dekompensiert das Immunsystem und zahlreiche Gesundheitsrisiken entstehen.

Spezifische Reaktionen auf Stressoren

Die individuelle Reaktion auf Stressoren ist höchst unterschiedlich.

Psychoneuroendokrines Stressmodell

Henry ging in seinem **psychoneuroendokrinen Modell**davon aus, dass je nach der emotionalen Komponente eines Stressors eine spezifische Reaktion des Individuums auftritt. Er unterschied:
- **Furcht:** In Vorbereitung auf eine **Flucht** wird vermehrt **Adrenalin** ausgeschüttet.
- **Ärger:** In Vorbereitung auf einen **Kampf** werden vermehrt **Noradrenalin** und **Testosteron** ausgeschüttet.
- **Depression:** Vermehrte Ausschüttung von **Kortisol** und reduzierte Ausschüttung von **Testosteron** sorgen für **soziale Unterordnung.**

Individual- und reizspezifische Stressreaktionen

Stressreaktionen können auch danach unterschieden werden, wie sie variieren:
- **Stimulusspezifische (reizspezifische) Reaktion:** Ein bestimmter Stimulus führt bei unterschiedlichen Personen zu einer stabilen physiologischen Reaktion. Beispiel: Bei einem lauten Geräusch reagieren alle Personen mit einer Orientierungsreaktion.
- **Individualspezifische Reaktion:** Eine bestimmte Person reagiert auf alle Reize mit einer bestimmten Reaktion. Beispiel: Frau K. entwickelt in allen Situationen mit hohem Belastungscharakter gastrointestinale Probleme.

KLINIK

Stimulus- vs. individualspezifische Reaktionen
- **Stimulusspezifische Reaktionen** lassen sich bei ca. ⅔ der Personen nachweisen und sprechen eher für das **psychoneuroendokrine Modell** von Henry.
- **Individualspezifische Reaktionen** hingegen treten bei ca. ⅓ der Personen auf und sprechen eher für das **allgemeine Anpassungssyndrom** von Selye.

Transaktionales Stressbewältigungsmodell

Das **transaktionale Stressbewältigungsmodell** oder **kognitives Stressmodell** des amerikanischen Psychologen Richard Lazarus (➢ Abb. 1.6) besagt, dass eine Situation nicht grundsätzlich als stressreich definiert werden muss. Erst durch die subjektive Bewertung einer Person wird sie zum Stressauslöser, auch Stressor genannt. Beispiel: Medizinstudierende sollen einen Vortrag halten. Studentin Anja hält gerne Vorträge und freut sich darauf. Student Bernd hat Angst davor, vor Menschen zu sprechen: Er bewertet den Vortrag als Stressor.

Primäre, sekundäre und Neubewertung

Zunächst verarbeitet die Person die Umweltreize (z. B. Seminarleiter spricht) und unterzieht das Ergebnis (z. B. Aufforderung einen Vortrag zu halten) dann einer Bewertung. Eine Situation kann hierdurch drei Kategorien zugeordnet werden, was als **primäre Bewertung** bezeichnet wird. Die Situation kann als **positiv** bewertet werden („Ich liebe Vorträge."), als **irrelevant** („Das betrifft nur Erstsemester.") oder als **bedrohlich** („Da könnte ich mich blamieren.").

Gleichzeitig findet die **sekundäre Bewertung** statt, bei der die **eigenen Bewältigungsressourcen** beurteilt werden.

Danach findet eine **Neubewertung** der Gesamtsituation statt. Genügen die Bewältigungsressourcen um die bedrohliche Situation zu meistern, wird diese nun nicht mehr als gefährdend betrachtet („Das Thema beherrsche ich gut."). Werden die Ressourcen als ungenügend zur Bewältigung betrachtet, entsteht negativer Stress („ Ich verstehe nicht einmal die Fragestellung.").

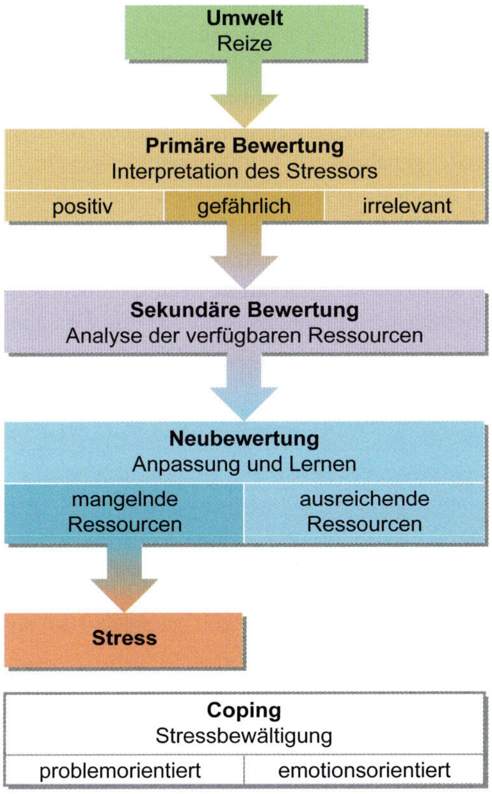

Abb. 1.6 Transaktionales Stressbewältigungsmodell nach Lazarus [L231]

Copingmechanismen

Als Coping bezeichnet man Stressbewältigung. Nach Lazarus gibt es zwei unterschiedliche Copingmechanismen, die aber auch gleichzeitig eingesetzt werden können:

- **Problemorientiertes Coping:** Die Person setzt sich mit dem Stressor auseinander und versucht ihn aktiv zu bewältigen, um den Stress abzubauen. Beispiel: Zum Seminarleiter gehen und nachfragen.
- **Emotionsorientiertes Coping:** Die Person ändert ihre emotionale Reaktion. Beispiel: „Die letzten Vorträge habe ich auch irgendwie überstanden."

MERKE

Das **transaktionale** oder **kognitive Stressmodell nach Lazarus** liefert eine Erklärung dafür, warum Erkrankungen und Operationen bei manchen Menschen große Angst auslösen und bei anderen nicht. Es verwendet die Begriffe **primäre Bewertung, sekundäre Bewertung und Neubewertung.** Bei der Stressbewältigung unterschiedet es problemorientierte von emotionsorientierte Copingmechanismen.

Stress-Puffer-Modell der sozialen Unterstützung

Das Stress-Puffer-Modell der sozialen Unterstützung postuliert, dass **sozialer Rückhalt als Protektivfaktor** (Schutzfaktor) wirkt. Tritt bei einem Individuum Stress auf, der schädliche Auswirkungen haben könnte, neutralisiert soziale Unterstützung diese schädlichen Effekte. Dieser Puffereffekt kommt aber nur zum Tragen, wenn eine Stressbelastung vorliegt. Die Merkmale sozialer Unterstützung gemäß dem Modell lauten:

- **Emotionaler Rückhalt.** Beispiel: Die Familie muntert die traurige Mutter auf.
- **Anerkennung.** Beispiel: Die Kollegen sind stolz auf den hart arbeitenden Chef.
- **Information.** Beispiel: Freunde bringen eine Adressliste von Psychotherapeuten.
- **Instrumenteller Rückhalt** (praktische und materielle Hilfe). Beispiel: Der Nachbar schaufelt Schnee für den Erkrankten.

MERKE

Das **Stress-Puffer-Modell** sozialer Unterstützung nimmt an, dass sozialer Rückhalt **nur bei Stress eine protektive Wirkung** hat. Das **Haupteffektmodell** sozialer Unterstützung hingegen besagt, dass **soziale Unterstützung generell protektiv** wirkt, unabhängig davon, ob Stress vorliegt oder nicht.

Stress-Diathese-Modell

Das Stress-Diathese-Modell, auch **Vulnerabilitäts-Stress-Modell** genannt, besagt, dass jeder Mensch ein eigenes Vulnerabilitätsniveau, also einen individuellen Grad an Anfälligkeit für bestimmte psychische Erkrankungen besitzt. Übersteigt die Intensität der Stressoren diese Schwelle, kommt es zur Erkrankung. Die Begriffe Diathese und Vulnerabilität werden hierbei gleichgesetzt.

MERKE

Das **Gegenteil von Vulnerabilität** oder psychischer Krankheitsanfälligkeit ist die **Resilienz.** Resilienz bezeichnet die **psychische Widerstandskraft** eines Individuums, seine Fähigkeit trotz widriger Bedingungen psychisch gesund zu bleiben.

CHECK-UP

- Welche physiologischen Eigenschaften charakterisieren den REM-Schlaf?
- Das EEG einer schlafenden Person zeigt überwiegend Thetawellen. In welchem Schlafstadium befindet sich diese Person?
- Für welche psychologische Störung wird Schlafentzug als Therapie verwendet?
- Wie wird die Wahrnehmung von Schmerzen bezeichnet?
- Nenne drei Verfahren zur Messung von Schmerzen.
- Nach dem Einstich der Nadel verzieht ein Patient sein Gesicht. Welcher Komponente des Schmerzes entspricht dies?
- Nenne die Bestandteile der Orientierungsreaktion.
- Eine Studentin erkennt, dass sie bei etwas Aufregung gut abschneidet, sich aber bei zu sehr überschießender Aktivierung nicht mehr konzentrieren kann. Wie lautet der Fachbegriff für diesen Zusammenhang?
- Was ist der Unterschied zwischen Homöostase und Allostase?
- Gib ein neues Beispiel für eine stimulus- und eine individualspezifische Stressreaktion.
- Was bedeuten primäre, sekundäre und Neubewertung im Zusammenhang mit dem transaktionalen Stressmodell nach Lazarus?
- Welche Rolle hat der soziale Rückhalt im Stress-Puffer-Modell?
- Was passiert laut dem Stress-Diathese-Modell, wenn das Vulnerabilitätsniveau eines Individuums überschritten wird?

1.3.2 Kognition

Aufmerksamkeit

Man unterscheidet zwischen unbewusster und bewusster **Informationsverarbeitung.** Dabei erfolgt der deutlich größere Teil der Informationsverarbeitung unbewusst. Viele Informationen werden dabei wahrgenommen und verarbeitet, ohne dass die Befragten darüber berichten können. Subliminale (unterschwellige) Wahrnehmung findet dann statt, wenn die Reizstärke zu schwach für eine bewusste Verarbeitung ist, d. h. die Bewusstseinsschwelle nicht erreicht wird. Gerade im Bereich der Motorik und Koordination von Handlungen ist dem Bewusstsein nur ein kleiner Anteil der Informationen zugänglich. Aufmerksamkeit ist die Zuweisung von beschränkten Ressourcen auf interne und externe Bewusstseinsinhalte.

KLINIK

Aufmerksamkeitsdefizit-/Hyperaktivitätsstörung (ADHS) Die Aufmerksamkeitsdefizit-/Hyperaktivitätsstörung (ADHS) kann bereits im frühen Kindesalter auftreten. ADHS-Symptome sind
- mangelnde Aufmerksamkeit sowie
- Hyperaktivität und Impulsivität.

Laut DSM-IV bestehen ein Mischtypus und jeweils ein Typus mit einer deutlicheren Ausprägung in einem der beiden Hauptsymptome. Früher ging man davon aus, dass deutlich mehr Jungen betroffen sind, heutzutage vermutet man ein ausgeglichenes Geschlechterverhältnis. In der Entwicklung der Störung spielen genetische Faktoren und vorgeburtliche und geburtliche Schädigungen eine große Rolle. Noch bis ins Erwachsenenalter hinein stellt das Vorhandensein einer ADHS einen Risikofaktor für die Entstehung weiterer Komorbiditäten dar (v. a. antisoziale Persönlichkeitsstörung).

Dimensionen der Aufmerksamkeit

Man kann Aufmerksamkeit in folgende Dimensionen unterteilen:
- **Intensität**
  - Aufmerksamkeitsaktivierung (alertness)
  - Aufrechterhaltung der Aufmerksamkeit (Vigilanz, Daueraufmerksamkeit)
  - Kognitive Leistungsgeschwindigkeit
- **Selektivität**
  - Fokussierte Aufmerksamkeit (Konzentration)
  - Geteilte Aufmerksamkeit
  - Aufmerksamkeitsflexibilität (Wechsel des Aufmerksamkeitsfokus)
  - Aufmerksamkeit im Raum (Aufmerksamkeitsfeld)

Ein ausreichendes Vorliegen von Intensität ist dabei eine Voraussetzung für das Anwenden der Selektivität.

Gedächtnis

Die bewusst und unbewusst wahrgenommenen Informationen können dann im Gedächtnis gespeichert werden. Als **Funktionen des Gedächtnisses** unterscheidet man
- den **Erwerb (Aufnahme, Lernen),**
- die **Speicherung (Encodierung, Behalten)** und
- den **Abruf (Erinnern, Wiedererkennen und Wiedergeben)** von Informationen.

Diese Unterteilung ist besonders deswegen sinnvoll, da all diese Funktionen einzeln geschädigt sein können. Des Weiteren kann man das Gedächtnis auch nach der Dauer und den Inhalten klassifizieren. Diese beiden Systeme schließen sich nicht gegenseitig aus.

Gedächtnisklassifikation nach Dauer

- **Sensorischer Speicher (Ultrakurzzeitgedächtnis):** bis zu 2 Sekunden. Die aus den Sinnesorganen eintreffenden Informationen werden zur **Encodierung** nur wenige Millisekunden bis Sekunden gehalten. Visuelle Informationen verbleiben im ikonischen Speicher weniger als eine Sekunde, während akustische Informationen im echoischen Speicher ca. 2 Sekunden zur Verfügung stehen. Diese Art der Inhalte ist primär im präfrontalen Cortex und im medialen Temporallappen, besonders Hippocampus, lokalisiert.
- **Kurzzeit- und Arbeitsgedächtnis:** ca. 20 Sekunden. Im Kurzzeitgedächtnis werden die Informationen nur in originaler Form weiter gehalten, z. B. beim kurzen Merken einer Telefonnummer bis diese ins Handy übertragen wurde, während im Arbeitsgedächtnis eine Verarbeitung der Informationen stattfindet, wie das Zusammenrechnen von zwei abgelesenen Preisen. Die Kapazität für unbekannte Informationen, wie sinnlose Silben, beträgt 4 ± 1 Einheiten (Chunks) und die Kapazität für bekannte Informationen, wie deutsche Städte, beträgt **7 ± 2 Einheiten.** Der präfrontale Cortex ist zentral für das Kurzzeit- und Arbeitsgedächtnis.

KLINIK

Lernhilfe Die Tatsache, dass 7 ± 2 Einheiten (Chunks) im Arbeitsgedächtnis gespeichert werden können, kann man sich zum Lernen und im Alltag zunutze machen: Hat man eine Liste von 14 Begriffen, so fasst man diese am besten in Paaren zusammen; und muss man sich eine lange Zahlenreihe merken, so bildet man am besten 10er- oder 100er-Zahlen statt einzelne Ziffern.

- **Langzeitgedächtnis:** Dauer und Kapazität unbegrenzt. Zunächst werden die Informationen im Hippocampus durch Langzeitpotenzierung (Konsolidierung) zwischengespeichert, bevor sie von dort in den Assoziationscortex übertragen und in Form von synaptischen Veränderungen festgehalten werden.

FOKUS

Demenz Das ICD-10 beschreibt eine **Demenz** als eine **Störung vieler höherer corticaler Funktionen.** Dazu zählen Gedächtnis, Denken, Orientierung (zeitlich und räumlich), Auffassung, Rechnen, Lernfähigkeit, Sprache und Urteilsvermögen. Auch eine Störung der **Impulskontrolle und der Motivation** kann mit einhergehen. Das Bewusstsein ist nicht getrübt. Zunächst ist das Kurzzeitgedächtnis meist stärker betroffen als das Langzeitgedächtnis. Die Lebenserwartung sinkt nach der Diagnose nicht durch die Demenz selbst, sondern durch sekundäre Erkrankungen.

- **Epidemiologie:** Ab dem 65. Lebensjahr steigt das Risiko, an einer Demenz zu erkranken deutlich und kontinuierlich an. Bei über 90-Jährigen beträgt die Häufigkeit mehr als 30 %.
- **Behandlung:** Der Verlauf der Demenz lässt sich durch nichtmedikamentöse und medikamentöse Therapien abschwächen und verlangsamen, jedoch nicht aufhalten oder revidieren.
- **Häufigste Formen:**
  - **Alzheimer-Krankheit:** Bildet mit ca. 60 % der Fälle die häufigste Form der Demenz. Trotz einiger Fortschritte in der Forschung besitzt diese neurodegenerative Erkrankung weiterhin eine unbekannte Ätiologie.
  - **Vaskuläre Demenz (VAD):** Repräsentiert ca. 20 % der Fälle. Da es in vielen Fällen schwierig ist, die beiden Demenzformen zu unterscheiden, werden die Alzheimer-Krankheit und die vaskuläre Demenz oft als Mischform diagnostiziert. Die Ursache der vaskulären Demenz bilden Durchblutungsstörungen (inkl. Infarzierung) besonders der kleinen Gefäße im Gehirn. Die unzureichende Versorgung der Gehirnzellen mit Sauerstoff führt zur Schädigung oder zum Absterben von Zellen. Die einzelnen Schädigungsereignisse sind oft klein, kumulieren aber in ihrer Wirkung.

Gedächtnisklassifikation nach Inhalt

- **Prozedurales Gedächtnis („wie"):** Handlungs-, Wahrnehmungs- und Denkroutinen, die dem Bewusstsein nur sehr beschränkt zugänglich sind und daher auch nur schwer verbalisiert werden können. Beispiele: Fahrrad fahren, bekannte Bilder erkennen, bekannte Rätsel lösen
- **Deklaratives Gedächtnis („was"):** Gedächtnisinhalte, die bewusst abgerufen und beschrieben werden können.
  - **Episodisches Gedächtnis („erlebt"):** Sowohl autobiografische Erinnerungen an Erlebnisse aus dem eigenen Leben als auch Episoden des öffentlichen Lebens fallen in diese Kategorie, z. B. der 18. Geburtstag, die erste Fahrstunde, die Euro-Krise in Nachrichtenausschnitten.
  - **Semantisches Gedächtnis („erlernt"):** Faktenwissen über bestimmte Fachbereiche und allgemeine Kenntnisse über die Welt, das Leben und die Menschen. Beispiele: Physikumswissen, gesellschaftliche Verhaltensregeln.

KLINIK

Pro- und retroaktive Hemmung **Gedächtnishemmung** bezeichnet die Schwierigkeit, sich Lernstoff einzuprägen:

- **Proaktive Hemmung:** Bereits gelernte Inhalte, die erst kürzlich gelernt wurden und den neuen Inhalten ähnlich waren, erschweren das Lernen des neuen Materials.
- **Retroaktive Hemmung:** Das Lernen neuer Inhalte erschwert die Speicherung der davor gelernten Inhalte. Das alte Wissen wird durch das neue überlagert.

Diese beiden Effekte sind zeitlich entgegengestellt, können jedoch gleichzeitig auftreten.

Amnesie

Eine **Störung des Gedächtnisses** nennt man **Amnesie.** Alle Arten von Amnesie können in ihrem Schweregrad stark variieren und in einem gewissen Zeitraum nach der Schädigung wieder verschwinden. Das prozedurale Gedächtnis bleibt i. d. R. unversehrt, während im Bereich des deklarativen Gedächtnisses das episodische meist stärker betroffen ist als das semantische Gedächtnis. Man unterscheidet:

- **Retrograde Amnesie** betrifft die **Zeit vor der Hirnschädigung.** Erinnerungen aus dem **Altgedächtnis** sind komplett oder teilweise verloren gegangen. Meist passiert dies chronologisch bis zu einem bestimmten Punkt vor der Schädigung. Beispiel: Der Patient erinnert sich an alle Ereignisse bis eine Woche vor seinem Motorradunfall.
- **Anterograde Amnesie** betrifft die **Zeit nach der Hirnschädigung.** Neue Gedächtnisinhalte können nicht mehr gebildet werden. Beispiel: Herr K. erlebt jeden Morgen als den ersten Morgen nach seinem Schlaganfall. Er hält sich für 32 Jahre alt und fürchtet die Folgen der Kuba-Krise.
- **Globale Amnesie** ist die Kombination aus retrograder und anterograder Amnesie

KLINIK

Konfabulationen Objektiv falsche Aussagen oder Erzählungen, die von Patienten mit Störungen des Gedächtnisses oder der Wahrnehmung geäußert werden, um eine Situation sinnvoll zu erklären. Meist ist die Person davon überzeugt, dass sie die Wahrheit spricht, obwohl dies nicht der Fall ist. Konfabulationen können aus unterschiedlichen Gründen auftreten:

- **Korsakow-Syndrom:** Eine besondere Art der Amnesie, meist stärker anterograd, die gehäuft bei Alkoholabhängigen auftritt. Fragen nach Ereignissen aus dem Lebenslauf führen häufig zu Konfabulationen. So kann ein Patient seinen Aufenthalt im Ausland mit einer Begründung ausschmücken, die seine Frau als eindeutig falsch darstellt.
- **Split-Brain-Patienten:** Bei Personen deren Corpus callosum (Balken), der Bereich der weißen Gehirnsubstanz, der die beiden Hemisphären verbindet, getrennt wurde, können rechte und linke Gehirnhälfte nicht mehr ausreichend miteinander kommunizieren. Dies führt unter anderem dazu, dass Aktionen der linken Körperhälfte, die von der rechten Hemisphäre gesteuert werden, nicht mehr mit sprachlichen Aussagen, die in der linken Hemisphäre generiert werden, in Einklang gebracht werden können. So kann die linke Hand z. B. nach einem Buch greifen und der Patient beschreiben, dass er lesen will, obwohl das Buch dann zum Beschweren eines Briefes verwendet wird.

Exekutive Funktionen

Unter den exekutiven Funktionen werden zahlreiche „höhere Hirnfunktionen" zusammengefasst, wie das **Planen und Durchführen von komplexen Handlungen, Motivation, Selbstkontrolle und -verbesserung, Problemlösen und Inhibition** (Zurückhaltung, Einschränkung, Handlungsaufschub). Der **präfrontale Cortex** ist zentral für die meisten exekutiven Funktionen.

KLINIK

Wisconsin Card Sorting Test (WCST) Ein neuropsychologisches Testverfahren zur Messung der kognitiven Flexibilität und damit eines Bereichs der exekutiven Funktionen.

Die Testperson muss hierbei Karten nach einem bestimmten System zuordnen, das ihr vorab nicht verraten wird. Durch Ausprobieren und Feedback muss die Testperson das richtige Sortierkriterium herausfinden. Nach einer bestimmten Anzahl von Karten ändern sich die Regeln und die Person muss sich umstellen.

Intelligenz

Auch das **Konstrukt der Intelligenz** wird meist den exekutiven Funktionen, manchmal jedoch auch den Persönlichkeitsfaktoren, zugeordnet. Intelligenz ist mit der Geschwindigkeit anderer elementarer Informationsverarbeitungsprozesse positiv korreliert. Die wichtigsten Theorien zur Intelligenz sind:

- **Zwei-Faktoren-Theorie von Spearman:** Die Intelligenz wird unterteilt in einen Faktor für allgemeine Intelligenz g und jeweils einen spezifischen Intelligenzfaktor s für den jeweiligen Bereich, z. B. verbale Fertigkeiten oder räumliche Vorstellungskraft. Eine Person mit hohem g und nur geringem s zeigt also in allen Bereichen eine konstant hohe Intelligenz, während eine Person mit geringem g und teilweise hohem s nur in manchen Intelligenzbereichen überdurchschnittlich abschneidet.
- **Primärfaktorenmodell von Thurstone:** Es existieren nur sieben spezifische Intelligenzfaktoren (Primärfaktoren). Diese besitzen einen sehr geringen Überschneidungsgrad.
- **Fluide und kristalline Intelligenz nach Cattell:** Die fluide Intelligenz ist die Fähigkeit, Probleme zu lösen, Zusammenhänge zu erfassen und sich neues Wissen anzueignen. Die kristalline Intelligenz hingegen symbolisiert all das angesammelte explizite und implizite Wissen. Mit dem Alter nimmt die fluide Intelligenz ab und die kristalline Intelligenz steigt noch bis ins hohe Alter leicht an.

Störungen der exekutiven Funktionen

Hirnverletzungen, besonders im präfrontalen Cortex, können zu Störungen der exekutiven Funktionen führen. Beispiele:

- **Störung der Impulskontrolle:** Verschiedene Aktivitäten können nicht mehr ausreichend überwacht und überdacht werden, was zu vorschnellem Handeln führt. Pathologische Aggressivität tritt oft in Schüben und ohne erkennbaren Grund auf. Pathologisches Gebrauchsverhalten bringt den Betroffenen dazu, mit Gegenständen in der Nähe immer deren zugehörige Benutzung durchzuführen. Beispielsweise wird nach dem Überreichen einer Zahnbürste sofort mit dem Putzen der Zähne begonnen.
- **Perseverationen:** Wiederholung derselben Aktivität oder Aussage, obwohl die Situation oder Anweisung eine andere erfordert.
- **Apraxie:** Störungen der Ausführung von intentionalen Handlungen und des Gebrauchs von Objekten, die nicht sekundär aus einer anderen Beeinträchtigung hervorgehen.

CHECK-UP

- Was charakterisiert die Aufmerksamkeitsdefizit-/Hyperaktivitätsstörung?
- Schließt man die Augen, so kann man noch kurz ein Bild wahrnehmen, das dann verschwindet. Welcher Gedächtnisform ist dieser Effekt am ehesten zuzuordnen?
- Wie viele Informationseinheiten können im Arbeitsgedächtnis gespeichert werden?
- Was ist der Unterschied zwischen episodischem und semantischem Gedächtnis?
- Ein Patient kann sich nach einem Schlaganfall nicht mehr an seine Hochzeit erinnern. Welche Art von Gedächtnis ist beeinträchtigt?
- Nachdem man sich eine Telefonnummer gut gemerkt hat, fällt es deutlich schwerer, eine zweite Nummer direkt darauf zu behalten. Welche Art der Hemmung liegt vor?
- Bei welchen Störungen können Konfabulationen auftreten und welcher Art sind sie?
- Charakterisiere die wesentlichen Theorien zur Intelligenz.
- Was ist eine Apraxie?

Sprache

Jedes sich normal entwickelnde Kind erlernt Sprache, falls es ihr ausgesetzt ist. Sprache stellt eine sehr komplexe Funktion dar, an der viele verschiedene Hirnregionen beteiligt sind. Bei den meisten Personen ist die Sprache eher **links lateralisiert (in der linken Hirnhälfte verortet).**

Erworbene Störungen der Sprache nach Hirnschädigung werden als **Aphasie** bezeichnet. Aphasien betreffen das Verstehen und das Produzieren von Sprache sowohl in gesprochener als auch in geschriebener Form. Meist liegt Aphasien ein Hirninfarkt zugrunde. Je nach den Leitsymptomen in den vier Sprachmodalitäten Sprachverständnis, Sprachproduktion, Lesen und Schreiben lassen sich Aphasien einteilen in:

- **Broca-Aphasie:** Im Vordergrund steht hier eine Störung der **Sprachproduktion.** Es tritt kaum spontane Sprache auf. Nach Aufforderung sind die Sätze sehr kurz und einfach. Es treten Wortfindungsstörungen auf. Das Sprachverständnis ist weitestgehend intakt.
- **Wernicke-Aphasie:** Dabei ist das **Sprachverständnis** stärker beeinträchtigt. Obwohl die Anmerkungen des Gegenübers nicht verstanden werden, erfolgt oft überschießende Sprachproduktion (Logorrhö) mit zahlreichen Paraphasien (Wortverwechslungsstörungen) und Neologismen (Wortneuschöpfungen). Kommunikation ist kaum möglich.
- **Globale Aphasie:** Die **Produktion und das Verständnis** von Sprache sind stark eingeschränkt.
- **Amnestische Aphasie: Sprachfindungsstörung,** die durch Umschreibungen kompensiert wird.
- **Reine Alexie:** ausschließliche Störung des Lesens.
- **Reine Agrafie:** ausschließliche Störung des Schreibens.

MERKE

- **B**roca-Aphasie: **B**roduktion von Sprache besonders stark beeinträchtigt
- **W**ernicke-Aphasie: **W**erständnis von Sprache besonders stark beeinträchtigt

Jetzt bist du dran!

Überblick gewinnen

Notiere dir ca. 5 Stichwörter aus diesem Unterkapitel.

1.4 Psychologie des Individuums

Thomas Fink, Vorauflage: Victoria Weltzer

Psych-Soz

MERKE

Psychologie ist die Wissenschaft der psychischen Vorgänge, also vom Erleben und Verhalten des Menschen.

1.4.1 Emotion

Definition von Emotion

Eine **Emotion** ist ein **psychophysiologischer** bzw. **psychischer Prozess,** der durch die bewusste bzw. unbewusste **Wahrnehmung** eines als **persönlich bedeutsam erachteten Stimulus** ausgelöst wird. Er geht mit einem subjektiven Gefühlserleben sowie expressiven, kognitiven, physiologischen und verhaltensbezogenen Veränderungen einher. Unter dem **„Primat des Affekts"** versteht man dabei die Tatsache, dass sich Emotionen oft vor der bewussten Wahrnehmung manifestieren, da die Verarbeitung in limbischen Arealen (besonders über die Amygdala) der corticalen Verarbeitung (im präfrontalen Cortex) vorausgeht.

Komponenten von Emotionen

Emotionen lassen sich in fünf Komponenten unterteilen:

- Subjektives Gefühlserleben
- Expressive Komponente
- Kognitive Komponente
- Physiologische Komponente
- Verhaltensbezogene Komponente

Primäre und sekundäre Emotionen

Es bestehen universelle Emotionen, die einen typischen muskulären Gesichtsausdruck aufweisen, der weltweit kulturunabhängig identifiziert und bereits kurz nach der Geburt ausgelöst und gezeigt werden kann. Man unterscheidet die folgenden sechs primären Emotionen:

- Angst
- Ekel
- Freude
- Überraschung
- Ärger
- Trauer

Darüber hinaus existieren Emotionen, die im sozialen Kontext entstehen und einen kulturabhängigen mimischen Ausdruck aufweisen. Man unterscheidet sekundäre Emotionen wie:

- Schuld
- Stolz
- Neid
- Eifersucht
- Mitgefühl
- Dankbarkeit

Die emotionale Bewertung des Gesichtsausdrucks primärer und sekundärer Emotionen erfolgt über die Amygdala im limbischen System.

Emotionstheorien

Kognitions-Aktivations-Theorie

Die Kognitions-Aktivations-Theorie ist eine auf einem Experiment von Lazarus und Schachter basierende Emotionstheorie von Schachter und Singer. Nach ihr werden Emotionen verstanden als Interaktionen zwischen einer unspezifischen physiologischen Erregung aufgrund einer bestimmten Wahrnehmung und deren vom unmittelbaren Kontext abhängigen kognitiven Bewertung. Die autonome Erregung wird hierbei als eine notwendige, aber nicht hinreichende Bedingung für ein emotionales Erleben erachtet, da die Attribuierung zu den Ursachen einer solchen Erregung aus Situationsmerkmalen und Kognitionen erfolgt, wobei Letztere die Emotionsqualität bestimmen.

James-Lange-Theorie

Die James-Lange-Theorie ist eine Emotionstheorie, die postuliert, dass Emotionen Begleiterscheinungen von körperlichen Vorgängen sind. Emotionen werden durch bei der Wahrnehmung von emotionsauslösenden Ereignissen reflexartig entstehenden viszeralen Veränderungen ohne zusätzliche Prozesse geistiger Verarbeitung ausgelöst.

Cannon-Bard-Theorie

Die Cannon-Bard-Theorie geht davon aus, dass bei der Wahrnehmung eines Ereignisses physiologische Erregung und Emotion gleichzeitig entstehen. Dabei sind beide Reaktionen unabhängige Folgen auf einen wahrgenommenen Reiz und bedingen sich gegenseitig nicht.

MERKE

- Kognitions-Aktivations-Theorie: „Ich habe Angst, weil ich meine physiologische Erregung in der U-Bahn, das Herzrasen, mit einer negativen kognitiven Bewertung versehen habe."
- James-Lange-Theorie: „Ich habe Angst, weil ich Herzrasen habe."
- Cannon-Bard-Theorie: „Ich habe Angst und Herzrasen."

CHECK-UP

- Wie wird eine Emotion definiert?
- Welche Komponenten weist eine Emotion auf?
- Was sind primäre Emotionen?
- Was sind sekundäre Emotionen?
- Welche Emotionstheorien gibt es?
- Was postuliert die Kognitions-Aktivations-Theorie?
- Was besagt die James-Lange-Theorie?
- Was versteht man unter der Cannon-Bard-Theorie?

Psychische Störungen

Phobische Störungen und andere Angststörungen

Für eine eindeutige Diagnosestellung müssen bei phobischen Störungen und Angststörungen stets die beiden folgenden Kriterien erfüllt sein: Die psychischen oder vegetativen Symptome müssen primäre Manifestationen der Angst sein und nicht auf anderen Symptomen wie Wahn oder Zwangsgedanken beruhen. Es muss eine Vermeidung der phobischen Situation bzw. des phobischen

Stimulus bestehen. Zusätzlich muss ein für die jeweilige Angststörung spezifisches Kriterium erfüllt sein.

Agoraphobie

Unter Agoraphobie versteht man eine Gruppe von Phobien mit Befürchtungen, das Haus zu verlassen, Geschäfte zu betreten, in Menschenmengen und auf öffentlichen Plätzen zu sein, allein mit Bus, Bahn oder Flugzeug zu reisen, und damit einhergehende Symptome wie Herzrasen, Zittern oder Schwitzen. Es besteht die Angst, keine Fluchtmöglichkeit zu haben oder im Fall eines Zusammenbruchs keine Hilfe zu erhalten. Für eine Diagnose muss das spezifische Kriterium erfüllt sein, dass die Angst in mindestens zwei der Situationen Menschenmengen, öffentliche Plätze, Reisen bei weiter Entfernung von zu Hause oder Reisen allein auftritt.

Soziale Phobien

Soziale Phobien sind durch Angst vor einer prüfenden Betrachtung durch andere Menschen in relativ kleinen Gruppen gekennzeichnet, die mit Symptomen wie Erröten, Zittern und Übelkeit zu einer Vermeidung sozialer Situationen führen. Es besteht z. B. die Angst, sich beim Essen in der Öffentlichkeit blamieren zu können. Für eine Diagnose muss das spezifische Kriterium erfüllt sein, dass die Angst auf bestimmte soziale Situationen beschränkt ist oder in diesen überwiegt.

Spezifische (isolierte) Phobien

Spezifische (isolierte) Phobien sind Ängste, die auf eng umschriebene Situationen wie Nähe von bestimmten Tieren, Höhen, Donner, Dunkelheit, Fliegen, geschlossene Räume, Urinieren oder Defäkieren auf öffentlichen Toiletten, Genuss bestimmter Speisen, Zahnarztbesuche oder Anblick von Blut oder Verletzungen beschränkt sind. Für eine Diagnose muss das spezifische Kriterium erfüllt sein, dass die Angst auf die Anwesenheit eines bestimmten phobischen Objekts oder einer spezifischen Situation begrenzt ist.

Panikstörung (episodisch paroxysmale Angst)

Als Panikstörung bezeichnet man wiederkehrende schwere Angstattacken mit Symptomen wie Herzrasen, Brustschmerz, Schwindel, Erstickungs- und Entfremdungsgefühle, die sich nicht auf eine spezifische Situation oder besondere Umstände beschränken und deshalb auch nicht vorhersehbar sind. Oft entsteht sekundär auch die Angst zu sterben, einen Kontrollverlust zu erleiden oder wahnsinnig zu werden. Eine Panikstörung liegt vor, wenn innerhalb eines Monats mehrere schwere Panikattacken in nicht vorhersagbaren Situationen ohne objektive Gefahr aufgetreten sind und dazwischen angstfreie Zeiträume liegen. Bei der Entstehung sind nach dem kognitiv-lerntheoretischen Modell mehrere Elemente von Bedeutung: Im sog. Teufelskreismodell der Angst interagieren Faktoren miteinander wie die physiologischen Begleiterscheinungen der Angst, die verstärkte Wahrnehmung körperlicher Empfindungen, die Interpretation dieser als bedrohlich sowie die Furcht, hilflos und ohnmächtig zu werden oder zu sterben.

Generalisierte Angststörung

Eine generalisierte Angststörung umfasst eine generalisierte und anhaltende Angst, die nicht auf bestimmte Umgebungsbedingungen beschränkt, sondern „frei flottierend" ist. Es treten Symptome wie Nervosität, Anspannung, Zittern, Schwitzen, Benommenheit, Herzklopfen und Schwindel auf. Für eine Diagnose müssen primäre Symptome von Angst mehrere Wochen lang an den meisten Tagen bestehen Zudem müssen Befürchtungen wie Sorgen über ein zukünftiges Unglück, motorische Spannung sowie vegetative Übererregbarkeit bestehen.

MERKE

- Zu den wichtigsten **phobischen Störungen** zählen Agoraphobie, soziale Phobien und spezifische (isolierte) Phobien.
- Zu den wichtigsten **Angststörungen** gehören Panikstörung (episodisch paroxysmale Angst) und generalisierte Angststörung.

CHECK-UP

- Welche phobischen Störungen und Angststörungen unterscheidet man?
- Was versteht man unter einer Agoraphobie?
- Wovor haben Menschen mit einer sozialen Phobie Angst?
- Was versteht man unter einer spezifischen Phobie?
- Was kennzeichnet eine Panikstörung?
- Was versteht man unter dem Teufelskreis der Angst?
- Was zeichnet eine generalisierte Angststörung aus?

Depression

Diagnosekriterien

Eine Depression ist eine **affektive Störung.** Eine depressive Episode ist durch Niedergeschlagenheit, Interessenverlust und Antriebsminderung gekennzeichnet und führt zu einer deutlichen Beeinträchtigung der Lebensqualität. Weitere Symptome sind kognitive Störungen wie verminderte Konzentration, vermindertes Selbstwertgefühl und -vertrauen, Gefühle von Schuld und Wertlosigkeit, negative Zukunftsperspektiven, Suizidgedanken, Selbstverletzungen oder Suizidhandlungen, Schlaf- und Appetitstörungen. Zusätzlich kann ein somatisches Syndrom bestehen, das durch folgende Faktoren gekennzeichnet ist: Interessenverlust, mangelnde Fähigkeit, in einer freundlichen Situation emotional zu reagieren, frühmorgendliches Erwachen, Morgentief, psychomotorische Hemmung oder Agitiertheit, Appetit- und Gewichts- sowie Libidoverlust. Bei einer schweren depressiven Episode kann es zusätzlich zu psychotischen Symptomen wie hypochondrischem Wahn kommen. Außerdem wird gelegentlich von einem Gefühl der Gefühllosigkeit berichtet, das eine gravierende Störung der Affektivität darstellt und von betroffenen Menschen als quälend beschrieben wird. Depressionen können bereits im Kindes- und Jugendalter in unterschiedlichen Ausprägungen und Symptomen auftreten. Die Wahrscheinlichkeit, im Lauf des Lebens eine Depression zu erleiden, liegt bei Frauen mit bis zu 20 % deutlich höher als bei Männern mit bis zu 12 %. Etwa 15 % aller an Depressionen leidenden Menschen suizidieren sich. Es ist bekannt, dass der Entschluss zu einem Suizid zu einer kurzfristigen Entspannung führen kann, dass die meisten Suizidenten ihre Absichten ankündigen und dass ein Suizidversuch von den Betroffenen tendenziell bagatellisiert wird. Die Anzahl der Suizide ist im Verlauf der letzten 20 Jahre rückläufig. Depressionen bleiben in der Primärversorgung noch häufig unerkannt, jedoch können sie mithilfe einer evidenzbasierten Psychotherapie erfolgreich behandelt werden.

KLINIK

Fallbeispiel Depression Eine 23-jährige Studentin berichtet, an Traurigkeit, Interessemangel mit sozialem Rückzug sowie Antriebslosigkeit zu leiden. Sie könne sich schlechter konzentrieren und sei vergesslicher. Sie habe ein vermindertes Selbstwertgefühl und fühle sich oftmals wertlos. Sie leide an Schlafproblemen, verringertem Appetit mit Gewichtsabnahme sowie verringertem sexuellen Interesse. Sie grüble und weine viel und habe eine negative Zukunftssicht.

MERKE

Eine Depression ist durch die Hauptsymptome **Niedergeschlagenheit, Interessenverlust und Antriebsminderung** gekennzeichnet. Frauen sind häufiger betroffen als Männer.

Die Abgrenzung der Depression vom **Burn-out-Syndrom** ist schwierig, da zentrale psychische Symptome (emotionale Erschöpfung und Niedergeschlagenheit) bei beiden Erkrankungen auftreten. Burn-out ist noch nicht abschließend erforscht und auch in aktuellen Klassifizierungssystemen (ICD-10 und DSM-5) nicht als psychische Erkrankung bzw. eigenständige Diagnose aufgeführt.

Erklärungs- und Behandlungsansätze

Zur Entstehung, Aufrechterhaltung und Behandlung von Depressionen bestehen verschiedene Erklärungs- und Therapieansätze. Einen solchen stellt die kognitive Verhaltenstherapie dar, zu deren wichtigsten Begründern Aaron T. Beck und Albert Ellis zählen. Einen Erklärungsansatz von Beck bezüglich der bei depressiven Menschen vorherrschenden verzerrten Sicht der Wirklichkeit stellt die sog. kognitive Triade dar. Dysfunktionale Kognitionen, sog. Denkfehler, sind eine typische Form von gedanklichen Verzerrungen bei depressiven Menschen.

MERKE

Die kognitive Triade sieht Depressionen in einem Muster dysfunktionaler Kognitionen bezüglich des Selbst, der Umwelt und der Zukunft begründet, welche sich gegenseitig verstärken.

Einen weiteren verhaltenstherapeutischen Erklärungsansatz stellt die Verstärker-Verlust-Theorie dar, die die Entstehung und Aufrechterhaltung von Depressionen in einem Verlust von Verstärkerquellen wie Interessen oder sozialen Kontakten vermutet.

Verhaltenstherapeutische Therapieverfahren beinhalten Elemente wie Psychoedukation, Aufbau angenehmer Aktivitäten, Umstrukturierung automatischer dysfunktionaler Kognitionen sowie Training sozialer Kompetenzen. Kognitive Therapieverfahren ermöglichen es, durch geleitetes Entdecken dysfunktionale Kognitionen wie „Ich bin immer schuld." aufzudecken, um deren Realitätsgehalt zu prüfen, zu dis- und reattribuieren, Verantwortung zu reduzieren sowie alternative Erklärungen zu finden.

Bei einer psycho- und pharmakotherapieresistenten Depression kann eine Elektrokrampftherapie (EKT = Elektrokonvulsionstherapie) in Betracht gezogen werden. Dabei wird ein epileptischer Anfall durch das Anlegen einer elektrischen Spannung am Kopf eines narkotisierten, muskelrelaxierten und sauerstoffbeatmeten Patienten ausgelöst.

CHECK-UP

- Welche Symptome kennzeichnen eine Depression?
- Was versteht man unter einem somatischen Syndrom?
- Wie hoch ist die Wahrscheinlichkeit für Frauen und Männer, im Lauf des Lebens an einer Depression zu erkranken?
- Welche Tatsachen sind zum Thema Suizid bekannt?
- Was versteht man unter der kognitiven Triade?
- Was versteht man unter der Verstärker-Verlust-Theorie?
- Welche Behandlungselemente beinhaltet eine Verhaltenstherapie bei Depressionen?
- Was leistet die kognitive Therapie bei Depressionen?
- Was versteht man unter einer Elektrokrampftherapie (EKT)?

Posttraumatische Belastungsstörung

Unter einer posttraumatischen Belastungsstörung (PTBS) versteht man eine verzögerte Reaktion auf ein belastendes Ereignis mit außergewöhnlicher Bedrohung oder katastrophenartigem Ausmaß, das bei fast jedem eine tiefe Verzweiflung hervorrufen würde. Beispiele solcher Ereignisse sind Naturereignisse oder von Menschen verursachte Katastrophen, Unfälle, Tod, Folter, Terrorismus oder Vergewaltigung. Typische Merkmale sind das wiederholte Erleben des Traumas in sich aufdrängenden Erinnerungen, sog. **Nachhallerinnerungen („Flashbacks")**, Träumen oder Albträumen, ein Gefühl des Betäubtseins und emotionaler Stumpfheit, Gleichgültigkeit gegenüber anderen Menschen, Freudlosigkeit, Vermeidung von Situationen und Stimuli, die an das Ereignis erinnern könnten, sowie vegetative Übererregtheit mit Vigilanzsteigerung, übermäßige Schreckhaftigkeit und Schlafprobleme. Angst und Depressionen mit Suizidgedanken können auftreten. Der Beginn folgt dem traumatischen Ereignis mit einer Latenz, die wenige Wochen bis Monate dauern kann.

MERKE

Flashbacks äußern sich in Form des **Wiedererlebens bestimmter Sinneseindrücke,** die während eines traumatischen Erlebnisses bestanden. Häufig werden diese durch einen Schlüsselreiz ausgelöst, woraufhin die Betroffenen die Situation erneut durchleben. Das Opfer eines Verkehrsunfalls wird z. B. beim Laut einer Hupe in die Unfallsituation zurückversetzt.

CHECK-UP

- Was versteht man unter einer posttraumatischen Belastungsstörung?
- Welche Symptome kennzeichnen eine posttraumatische Belastungsstörung und nach welcher Latenz zeigt sich eine solche Störung?
- Was versteht man unter Depersonalisation und Derealisation?

Jetzt bist du dran!

Überblick gewinnen

Notiere dir ca. 5 Stichwörter aus diesem Unterkapitel.

1.5 Motivation

Thomas Fink, Vorauflage: Victoria Weltzer

Psych-Soz

1.5.1 Grundlagen zu Motivation

Definition von Motivation

Motivation bezeichnet Prozesse, die der Initiierung, Richtungsgebung und Aufrechterhaltung physischer und psychischer Aktivitäten dienen. Sie ist die „Triebkraft" für Verhalten. Man unterscheidet zwischen intrinsischer Motivation, aufgrund derer etwas um seiner selbst willen gemacht wird, und extrinsischer Motivation, welche auf dem Wunsch basiert, eine mit den Konsequenzen der Belohnung oder Bestrafung einhergehende Leistung zu erbringen.

Primäre und sekundäre Motive

Motive sind richtunggebende, leitende und antreibende psychische Ursachen des Handelns. Man unterscheidet primäre und sekundäre Motive.

Primäre (biogene) Motive wie Hunger, Körpertemperatur, Atmung und Schlaf sind angeboren. Sie können durch Umgebungseinflüsse geringfügig überlagert und ausgestaltet werden. Die Funktion dieser Motive ist die Sicherung des physiologischen Gleichgewichts (Homöostase).

Sekundäre (soziogene) Motive wie Sexualität, Leistung und Sicherheit sind erworben und aufgrund von Umgebungseinflüssen während der ersten Lebensjahre individuell unterschiedlich.

Motivkonflikte

Motive können widersprüchlich sein und zu Motivkonflikten führen. Man unterscheidet drei wesentliche Motivkonflikte von Appetenz (Annäherung) und Aversion (Meidung):

- Ein Appetenz-Appetenz-Konflikt liegt vor, wenn zwei oder mehr Motive (Ziele) als positiv wahrgenommen werden und eine Entscheidung erfordern („Qual der Wahl").
- Ein Aversions-Aversions-Konflikt liegt vor, wenn zwei oder mehr Motive als negativ wahrgenommen werden und eine Entscheidung erfordern („Das kleinere Übel").
- Ein Appetenz-Aversions-Konflikt liegt vor, wenn einem einzelnen Motiv sowohl positive als auch negative Motive zugrunde liegen („Das Hin- und Hergerissensein"). Ein doppelter Appetenz-Aversions-Konflikt (doppelter Ambivalenz-Konflikt) liegt vor, wenn zwei Motive mit positiven und negativen Motiven vorliegen.

Theorie der Leistungsmotivation

Die Theorie der Leistungsmotivation geht davon aus, dass es ein angeborenes Leistungsmotiv im Sinn eines Bedürfnisses gibt, sich in Leistungssituationen zu beweisen. Leistungssituationen zeichnen sich durch einen Gütemaßstab aus, nach dem eine Leistung beurteilt werden kann. Die Leistungsmotivation ist von intrinsischen und extrinsischen Leistungsmotiven geprägt: Die intrinsische Motivation besteht aus Hoffnung auf Erfolg und Angst vor Misserfolg, die extrinsische Motivation aus Belohnung bzw. Zwang. Erfolgs- bzw. misserfolgsorientierte Menschen unterscheiden sich in ihrem Verhalten hinsichtlich Anspruchsniveau, Anstrengung, Fähigkeit und Hoffnung auf Erfolg – dabei ist die primäre Motivation von geringerer Bedeutung.

Attributionstheorie

Die Attributionstheorie (➤ Tab. 1.3) beschreibt, welche Erklärungen für das Eintreten von Ereignissen herangezogen werden können. Man unterscheidet drei Attributionsdimensionen mit jeweils zwei Polen:

Jeder Mensch weist einen individuellen Attributionsstil auf. Besonderheiten sind der fundamentale Attributionsfehler, die internale und externale Kontrollüberzeugung sowie die Kausalattribution. Der fundamentale Attributionsfehler bezeichnet die Tendenz, den Einfluss dispositionaler Faktoren wie Persönlichkeitseigenschaften systematisch zu überschätzen und äußere Faktoren wie situative Einflüsse zu unterschätzen. Nimmt ein Mensch ein positives oder negatives Ereignis als Konsequenz seines eigenen Verhaltens wahr, liegt eine internale Kontrollüberzeugung vor. Wird ein solches Ereignis vom eigenen Verhalten als unabhängig und somit der eigenen Kontrolle entzogen wahrgenommen, liegt eine **externale Kontrollüberzeugung** vor. Dabei ist es unerheblich, ob ein Ereignis tatsächlich der eigenen Kontrolle unterliegt, da es auf die subjektive Wahrnehmung ankommt. Unter **Kausalattribution** versteht man den Vorgang der Ursachenzuschreibung des eigenen oder fremden Verhaltens.

KLINIK

Depressiver Attributionsstil: „Ich (internal) bin immer (stabil) an allem (global) schuld."

Maslow-Bedürfnishierarchie

Die Bedürfnishierarchie (Bedürfnispyramide) nach Maslow (➤ Abb. 1.7) geht davon aus, dass es grundlegende hierarchisch geordnete Bedürfnisse gibt: Physiologische Bedürfnisse sowie Bedürfnisse nach Bindung, Sicherheit, Wertschätzung und Selbstverwirklichung. Die Bedürfnisse einer Hierarchieebene müssen befriedigt sein, bevor eine höher liegende erreicht werden kann. Die

Tab. 1.3 Attributionstheorie

Dimension	Pol	
Ort der Verursachung	Internal: Ursachen in Person	External: Ursachen außerhalb Person
Zeitliche Stabilität	Stabil: Ursachen zeitlich dauerhaft	Instabil: Ursachen zeitlich veränderlich
Stabilität über Situation	Global: Ursachen für viele Ereignisse	Spezifisch: Ursachen für ein Ereignis

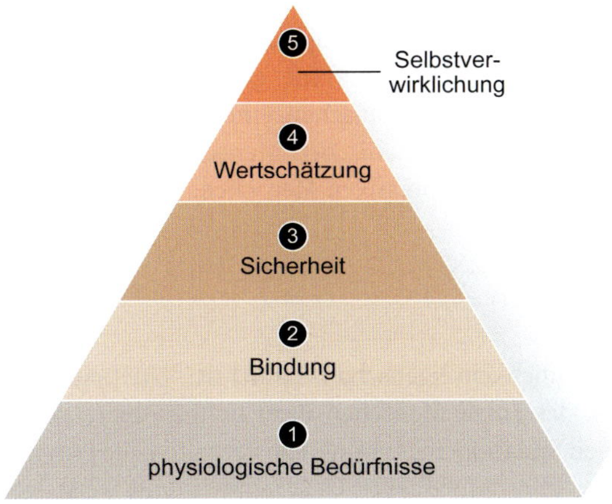

Abb. 1.7 Bedürfnishierarchie nach Maslow [L231]

ersten vier Bedürfnisse werden als Defizitbedürfnisse, das oberste als Wachstumsbedürfnis bezeichnet.

CHECK-UP

- Wie wird Motivation definiert?
- Was ist die Funktion von primären Motiven?
- Welche Motivkonflikte werden unterschieden?
- Wovon geht die Theorie der Leistungsmotivation aus?
- Welche Attributionsdimensionen und Pole gibt es?
- Was versteht man unter internaler und externaler Kontrollüberzeugung?
- Was versteht man unter Kausalattribution?
- Auf welcher Annahme basiert die Maslow-Bedürfnishierarchie?

Jetzt bist du dran!

Überblick gewinnen

Notiere dir ca. 5 Stichwörter aus diesem Unterkapitel.

1.6 Persönlichkeit und Verhaltensstile

Thomas Fink, Vorauflage: Victoria Weltzer

Psych-Soz

1.6.1 Grundlagen

Persönlichkeit und Verhaltensstile

Interindividuelle Verhaltensdifferenzen zeigen sich unter anderem in unterschiedlichen Verhaltensstilen und Wahrnehmungsstilen. Besonderheiten sind bezüglich unterschiedlicher Verhaltensstile die Konstrukte Reaktionsstereotypie, Sensation Seeking und Sensitization vs. Repression und bezüglich unterschiedlicher Wahrnehmungsstile Feldabhängigkeit. Schließlich ist ein weiteres wesentliches interindividuelles System das Selbstkonzept.

Reaktionsstereotypie

Psychische Vorgänge können sich auf Psychophysiologie, -endokrinologie und -immunologie auswirken. Nach dem psychophysiologischen Modell können physiologische Reaktionen, die z. B. aufgrund eines Stressors erfolgen, hinsichtlich der Situation oder der Reaktion stereotyp verlaufen. Es gibt Situationsstereotypie, bei der eine stimulusspezifische Reaktion erfolgt und dadurch in gleichen Situationen die gleiche Reaktion gezeigt wird. Davon zu unterscheiden ist Reaktionsstereotypie, bei der eine individualspezifische Reaktion erfolgt und in verschiedenen Situationen die gleiche Reaktion gezeigt wird.

MERKE

- Situationsstereotypie: „Immer wenn ich eine Spinne sehe, schreie ich!"
- Reaktionsstereotypie: „Bei starken Emotionen fange ich immer an zu weinen!"

Feldabhängigkeit

Die Feldabhängigkeit beschreibt, inwieweit die Wahrnehmung eines Menschen vom Kontext abhängig ist. Sie kann mithilfe eines Tests wie dem Embedded-Figures-Test gemessen werden, der die Fähigkeit untersucht, einfache geometrische Figuren innerhalb eines komplexeren Musters wiederzuerkennen. Dabei besteht ein eher geringer Zusammenhang zwischen dieser Fähigkeit und der Gedächtnisleistung. Je besser man in diesem Test abschneidet, desto besser sind feldunabhängige Wahrnehmung sowie allgemeine Differenzierungsfähigkeit.

MERKE

Feldunabhängige Menschen sind von Umgebungseinflüssen unabhängiger.

Selbstkonzept

Unter Selbstkonzept versteht man alle auf die eigene Persönlichkeit bezogenen, weitgehend stabilen Annahmen und Bewertungen. Diese entstehen aus Erfahrungen mit sich selbst in Interaktionen im sozialen Kontext und sind Voraussetzung erlebter Identität. Es bestehen Zusammenhänge zwischen dem Selbstkonzept und psychischen Störungen: Eine geringfügige Überschätzung findet man bei gesunden Menschen, eine deutliche Überschätzung bei narzisstischen und manischen Menschen und eine deutliche Unterschätzung bei depressiven Menschen.

Trait vs. State

Eine Persönlichkeitseigenschaft (trait) ist ein zeitlich stabiles Merkmal, das einen Menschen dazu prädisponiert, sich in verschiedenen Situationen konsistent zu verhalten. Sie ermöglicht die Abbildung interindividueller Unterschiede und weist eine hohe Test-Retest-Korrelation auf. Davon abzugrenzen ist der Begriff des aktuellen Zustands (state) einer Person, der zeitlich instabil ist, in verschiedenen Situationen variiert und somit inkonsistent ist, z. B. Schüchternheit vs. emotionales Befinden.

Fünf-Faktoren-Modell (Big Five)

Das Fünf-Faktoren-Modell (Big Five) ist ein persönlichkeitspsychologisches Modell, das 5 Hauptdimensionen der Persönlichkeit (traits) postuliert (➤ Tab. 1.4). Diese faktorenanalytisch ermittelten Faktoren sind sehr stabil, unabhängig und weitgehend universell. Das NEO-Fünf-Faktoren-Inventar (NEO-FFI) ermöglicht die Einschätzung eines Menschen anhand dieser Persönlichkeitsdimensionen.

Persönlichkeitsstörungen

Der folgende Abschnitt umfasst die klinisch-diagnostischen Leitlinien von Persönlichkeitsstörungen gemäß ICD-10, wobei auf die schizoide, emotional instabile, anankastische (zwanghafte), abhängige (asthenische) und narzisstische Persönlichkeitsstörung näher eingegangen wird. Darüber hinaus existieren noch die paranoide, dissoziale, histrionische und ängstliche (vermeidende) Persönlichkeitsstörung.

Persönlichkeitsstörungen umfassen tief verwurzelte, anhaltende Verhaltensmuster, die sich in starren Reaktionen in verschiedenen persönlichen und sozialen Lebensbereichen zeigen. Sie sind durch Abweichungen im Wahrnehmen, Denken, Fühlen und in

Tab. 1.4 Fünf-Faktoren-Modell (Big Five)

Faktor	Eigenschaften
Neurotizismus („emotionale Stabilität/Labilität")	Stabil, ruhig, zufrieden **vs.** instabil, ängstlich, launisch
Extraversion/Introversion	Gesprächig, energiegeladen, durchsetzungsfähig **vs.** zurückhaltend, ruhig, schüchtern
Offenheit für Erfahrungen	Kreativ, intellektuell, offen **vs.** einfach, nicht intelligent, oberflächlich
Verträglichkeit	Mitfühlend, freundlich, herzlich **vs.** kalt, streitsüchtig, unbarmherzig
Gewissenhaftigkeit	Organisiert, verantwortungsbewusst, vorsichtig **vs.** sorglos, verantwortungslos, leichtsinnig

Beziehungen zu anderen gekennzeichnet und können zu persönlichem Leiden und gestörter sozialer Funktions- und Leistungsfähigkeit führen. Persönlichkeitsstörungen werden bei Männern etwas häufiger diagnostiziert als bei Frauen.

Schizoide Persönlichkeitsstörung

Die schizoide Persönlichkeitsstörung ist durch einen Rückzug von affektiven und sozialen Kontakten mit übermäßiger Vorliebe für Fantasie, einzelgängerisches Verhalten und in sich gekehrte Zurückhaltung gekennzeichnet. Die Fähigkeit, Gefühle auszudrücken und Freude zu erleben, ist begrenzt.

Emotional instabile Persönlichkeitsstörung

Die emotional instabile Persönlichkeitsstörung ist durch eine Tendenz gekennzeichnet, Impulse ohne Berücksichtigung von Konsequenzen auszuagieren, verbunden mit unvorhersehbarer, launenhafter Stimmung. Emotionale Ausbrüche, eine Unfähigkeit, impulshaftes Verhalten zu kontrollieren, streitsüchtiges Verhalten sowie Konflikte mit anderen können auftreten. Es wird zwischen einem impulsiven Typ und einem Borderline-Typ unterschieden. Der Borderline-Typ ist gekennzeichnet durch Störungen von Selbstbild („Oft weiß ich nicht, wer ich bin.“), Zielen und Präferenzen, ein Gefühl von Leere sowie intensive, aber unbeständige Beziehungen. Selbstverletzende Verhaltensweisen, die unter anderem der Verringerung innerer Anspannung und der Befriedigung süchtigen Verhaltens dienen, sowie Suizidversuche können auftreten. Häufige komorbide psychische Erkrankungen sind Depressionen, Angststörungen, Substanzmissbrauch und Essstörungen.

Narzisstische Persönlichkeitsstörung

Die narzisstische Persönlichkeitsstörung ist durch ein übertriebenes Gefühl der eigenen Bedeutung, Machtfantasien und einen Wechsel zwischen hohem Selbstwertgefühl und erlebter Wertlosigkeit gekennzeichnet.

Anankastische (zwanghafte) Persönlichkeitsstörung

Die zwanghafte Persönlichkeitsstörung zeichnet sich durch Perfektionismus, übertriebene Gewissenhaftigkeit, Starrheit, Kontrollen, Zweifel und Vorsicht aus. Es können beharrliche und unerwünschte Gedanken oder Impulse auftreten, die jedoch nicht die Schwere einer Zwangsstörung erreichen.

Abhängige (asthenische) Persönlichkeitsstörung

Die abhängige (asthenische) Persönlichkeitsstörung ist durch anklammerndes Verhalten, Anpassungsbereitschaft, Trennungsangst, Gefühle von Hilflosigkeit und Inkompetenz, eine Neigung, sich den Wünschen älterer und anderer unterzuordnen, ein Versagen gegenüber den Anforderungen des täglichen Lebens sowie ein Verlassen auf die Unterstützung und Verantwortung anderer gekennzeichnet.

CHECK-UP

- Welche Persönlichkeitsstörungen werden unterschieden?
- Was ist eine schizoide Persönlichkeitsstörung?
- Was zeichnet eine emotional instabile Persönlichkeitsstörung aus?
- Was ist eine narzisstische Persönlichkeitsstörung?
- Was ist eine anankastische (zwanghafte) Persönlichkeitsstörung?
- Was versteht man unter einer abhängigen (asthenischen) Persönlichkeitsstörung?

Jetzt bist du dran!

Überblick gewinnen

Notiere dir ca. 5 Stichwörter aus diesem Unterkapitel.

1.7 Entwicklungs- und Sozialpsychologie

Raphael Kunisch

Psych-Soz

1.7.1 Kognitive Entwicklungsphasen nach Piaget

Der Schweizer Entwicklungspsychologe Jean Piaget erforschte die geistige Entwicklung des Menschen anhand seiner drei Kinder. Auf der Basis seiner Erkenntnisse formulierte er vier Phasen, welche von allen Kindern in fester Reihenfolge durchlaufen werden (➤ Tab. 1.5). Entsprechende Experimente dienen der Zuordnung zu einer Phase durch Überprüfung phasentypischer Fähigkeiten.

MERKE

Zu den Entwicklungsphasen nach Piaget sollte jeweils der Name der Phase mit dem dazugehörigen Entwicklungsziel und einem typischen Experiment bekannt sein.

KLINIK

Theory of mind Bezeichnet die Fähigkeit, sich in Mitmenschen hineinversetzen zu können und deren individuelle Überzeugungen, Absichten und Motivationen zu begreifen sowie durch dieses Verständnis deren Handlungen zu antizipieren und nachvollziehen. Die Anfänge dieses Konzepts gehen auf Jean Piaget und dessen kognitive Entwicklungsphasen zurück.

1.7.2 Stufenmodell der psychosozialen Entwicklung

Der deutsch-amerikanische Psychoanalytiker Erik H. Erikson hat gemeinsam mit seiner Frau Joan Erikson ein **Stufenmodell der psychosozialen Entwicklung** beschrieben (➤ Tab. 1.6). Hiernach durchläuft das Individuum acht Krisen, welche seine Identität formen und einem typischen Alter zugeordnet sind. Als angemessen gemeistert wird jede **Entwicklungsaufgabe** gewertet, wenn diese im Sinne des positive Entwicklungspols bewältigt wird.

Tab. 1.5 Kognitive Entwicklungsphasen nach Piaget

Phase	Alter [J.]	Entwicklung	Experiment
Sensomotorische Phase	0–2	• Gezielte Bewegungen • Erwerb der **Objektpermanenz:** Objekte sind auch noch vorhanden, wenn nicht im Sichtfeld	Ein Teddybär wird vor den Augen des Kindes durch einen Vorhang verdeckt. Wenn das Kind weiß, dass dieser hinter dem Vorhang weiter existiert, liegt bereits Objektpermanenz vor (➤ Abb. 1.8).
Präoperationale Phase	2–7	**Egozentrisches Denken:** Unfähigkeit, eine andere Perspektive einzunehmen als die eigene	Der Drei-Berge-Versuch (➤ Abb. 1.9) wird nicht bestanden: Dem Kind wird eine Landschaft mit drei verschieden hohen Bergen gezeigt. Danach sieht es die Landschaft von der anderen Seite (im Bild die des Teddybärs). Dann wieder aus der ursprünglichen Perspektive. Es kann die Landschaft nicht aus der Sicht des Teddys schildern.
Konkret-logische Operationen	7–11	**Invarianz:** Mengen ändern sich nicht durch eine andere äußere Form	Zwei gleich große Gläser sind mit der gleichen Menge an Wasser gefüllt (➤ Abb. 1.10). Vor den Augen des Kindes wird der Inhalt eines Glases in ein drittes schmaleres Glas umgefüllt. Im schmalen Glas steht der Wasserspiegel nun höher als im verbliebenen Glas. Wenn das Kind auf die Frage, in welchem Glas mehr Wasser sei, antwortet, beide enthielten gleich viel, liegt die Fähigkeit zur Invarianz vor.
Formal-logische Operationen	Ab 12	**Abstraktes Denken:** Experimente können nun im Kopf erfolgen und müssen nicht immer konkret ausgeführt werden.	Gedankenexperimente

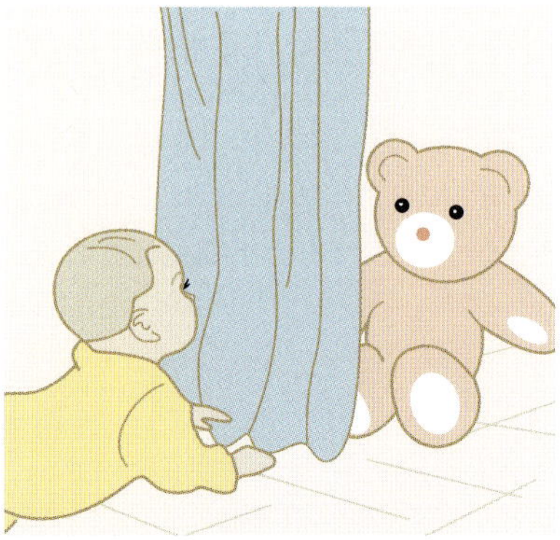

Abb. 1.8 Kognitive Entwicklungsphasen nach Piaget: Objektpermanenz [L231]

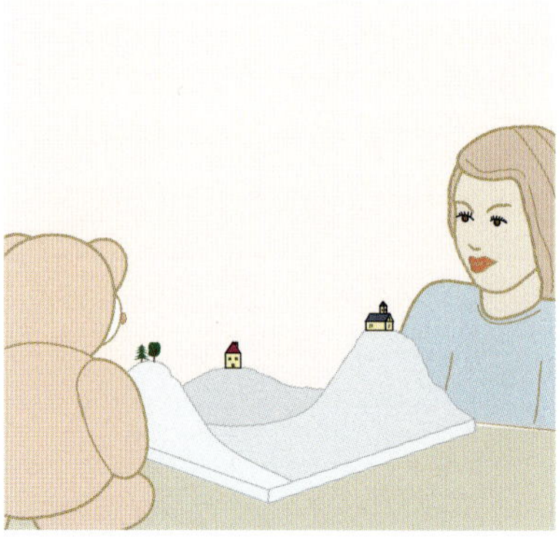

Abb. 1.9 Kognitive Entwicklungsphasen nach Piaget: Drei-Berge-Versuch [L231]

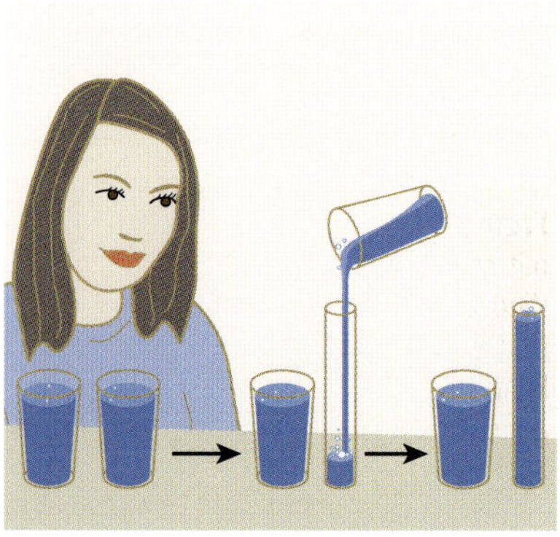

Abb. 1.10 Kognitive Entwicklungsphasen nach Piaget: Gläser mit Wasser [L231]

Tab. 1.6 Stufen der psychosozialen Entwicklung nach Erikson

Alter [J.]	Entwicklungsstufe/Krise
1–1½	(Ur-)Vertrauen – Misstrauen
1½–3	Autonomie – Scham und Zweifel
3–6	Initiative – Schuldgefühl
6–12	Kompetenz – Minderwertigkeitsgefühl
12–18	Identität – Identitätsdiffusion
19–40	Intimität – Isolation
40–65	Generativität – Stagnation
> 65	Ich-Integrität – Verzweiflung

1.7.3 Stufenmodell des moralischen Verhaltens

Der amerikanische Psychologe Lawrence Kohlberg entwarf ein Stufenmodell nachdem unterschiedliche Phasen der Moralentwicklung vom Menschen zur immer höheren Stufe der Moral schrittweise durchlaufen werden (➤ Tab. 1.7).

Tab. 1.7 Stufenmodell des moralischen Verhaltens nach Kohlberg

Stufe der Moralentwicklung	Verhalten
Präkonventionell	**Gehorsamsorientierte** Moral: Regeln werden nur befolgt, um eigene Interessen zu wahren, z. B. die Vermeidung von Strafe.
Konventionell	**Normenorientierte** Moral: Regeln werden befolgt, da sie sozialen Normen entsprechen, welche das gemeinschaftliche Zusammenleben ermöglichen.
Postkonventionell	**Ethikorientierte** Moral: Regeln werden hinterfragt und eigenständig befolgt, wenn sie einem abstrakten ethischen Prinzip entsprechen, z. B. kategorischer Imperativ.

1.7.4 Bindungsstile

Der britische Kinderpsychiater John Bowlby begründete die Bindungstheorie, welche besagt, dass die Beziehung zu anderen ein angeborenes Bedürfnis des Menschen darstellt. Basierend auf Bowlbys Theorie zur sicheren Mutter-Kind-Bindung, entwickelte die Psychologin Mary Ainsworth 1970 den **Fremde-Situations-Test** (➤ Tab. 1.8) zur Erforschung des kindlichen Bindungsverhaltens. Hierdurch entdeckte sie vier unterschiedliche Bindungsstile.

KLINIK

Fremde-Situations-Test Ein Kind im Alter von 12–18 Monaten wird mit seiner Mutter in einen Raum mit Spielzeug geführt. Nachdem das Kind zu spielen begonnen hat, betritt eine fremde Person das Zimmer. Kurz danach verlässt dann die Mutter den Raum. Nach einigen Minuten kehrt die Mutter ins Zimmer zurück. Anhand der Reaktionen des Kindes auf das Gehen der Mutter und ihrer Rückkehr lässt sich ein Bindungsstil zuordnen.

Tab. 1.8 Fremde-Situations-Test nach Ainsworth

Bindungsstil	Verhalten im Test
Sicher	Beim Gehen der Mutter weint das Kind manchmal, wendet sich ihr nach deren Rückkehr zu und lässt sich rasch trösten.
Ambivalent-vermeidend	Das Kind zeigt keine Emotion beim Gehen der Mutter oder deren Rückkehr.
Ambivalent-unsicher	Nach dem Gehen der Mutter starker Kummer des Kindes. Ambivalentes Verhalten nach deren Rückkehr mit Bedürfnis nach Nähe, ohne sich trösten zu lassen.
Desorganisiert	Andersartige Reaktionen, häufig mit stereotypen Bewegungen oder Erstarren der Kinder nach dem Gehen der Mutter.

1.7.5 Erziehungsstile

Die amerikanischen Psychologen Eleanor Maccoby und John Martin publizierten 1983 die Unterscheidung von vier Erziehungsstilen (➤ Abb. 1.11). Diese unterscheiden sich jeweils hinsichtlich ihrer Kombination von Zuwendung und Kontrolle durch die Eltern (➤ Tab. 1.9). Mit **Zuwendung** ist das Interesse an den Kindern und deren aktive Unterstützung gemeint. **Kontrolle** bedeutet in diesem Kontext die Vorgabe und Überwachung von festen Strukturen und Regeln.

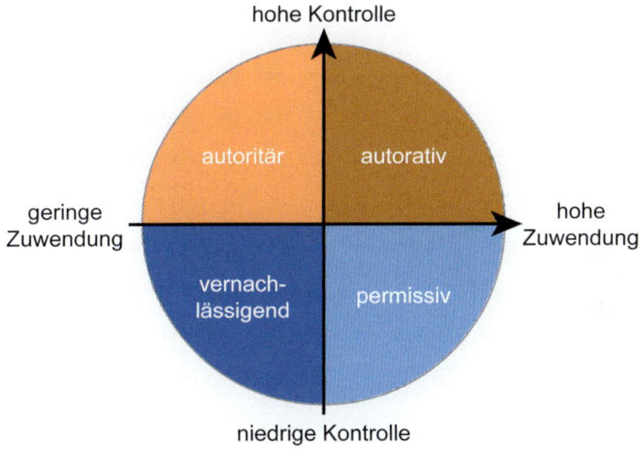

Abb. 1.11 Typologie der Erziehungsstile [L231]

Tab. 1.9 Erziehungsstile nach Maccoby/Martin

Erziehungsstil	Merkmale
Autoritär	Hohe Kontrolle bei niedriger Zuwendung. Die Kinder werden von ihren Eltern dominiert ohne viel Unterstützung zu erhalten.
Autorativ	Hohe Kontrolle bei hoher Zuwendung. Den Kindern werden klare Grenzen aufgezeigt und diese überwacht. Gleichzeitig erfahren sie ein hohes Maß an Unterstützung durch ihre Eltern. **Favorisierter Erziehungsstil.**
Permissiv	Niedrige Kontrolle bei hoher Zuwendung. Die Kinder erfahren kaum Grenzen und werden durch die Eltern stark unterstützt, was insgesamt als „Verhätschelung" imponiert.
Vernachlässigend	Niedrige Kontrolle bei niedriger Zuwendung. Die Kinder werden weitgehend sich selbst überlassen und erfahren weder Grenzen noch Unterstützung durch die Eltern.

KLINIK

Expressed-Emotion-Konzept und psychische Störungen Die dem Expressed-Emotion-Konzept zugrunde liegende Theorie besagt, dass Mitglieder von Familien, in denen ein **High-Expressed-Emotions-**Kommunikationsstil herrscht, ein **erhöhtes Risiko für Rezidive psychischer Störungen** besitzen. Zur Identifizierung solcher Familien, wird bei nahen Angehörigen der Erkrankten ein standardisiertes Interview durchgeführt, das insbesondere ein hohes Maß an Kritik, Feindseligkeit und übermäßiger Fürsorglichkeit abfragt. Das Konzept wurde ursprünglich an der Schizophrenie entwickelt, ist aber inzwischen auch für andere psychische Störungen (u. a. Depression und bipolare Störung) nachgewiesen worden.

CHECK-UP

- Welche Fähigkeit wird mit „Invarianz" bezeichnet und welchem Stadium nach Piaget ist diese zugeordnet?
- Welches ist die höchste Stufe der Moralentwicklung nach Kohlberg?
- Wie verhält sich ein nach Bowlby sicher gebundenes Kind im Fremde-Situations-Test?
- Wie wird ein Erziehungsstil bezeichnet, der klare Grenzen mit großer Unterstützung vereint?

Jetzt bist du dran!

Überblick gewinnen

Notiere dir ca. 5 Stichwörter aus diesem Unterkapitel.

Jetzt bist du dran!

Zeichenaufgabe

Zeichne die fünf histologisch unterscheidbaren Schichten der Endhirnrinde. Trage beispielhaft die charakteristischen Zelltypen der jeweiligen Schicht ein.
Welche Zellen projizieren in den Hirnstamm und in das Rückenmark? Wie werden diese Neuronen außerdem bezeichnet?
Zeichne eine schematische Darstellung des menschlichen Gehirns. Verwende verschiedene Farben, um den Parietallappen, Okzipitallappen und den Frontallappen voneinander abzugrenzen. Beschrifte im nächsten Schritt die Gyri und ihre jeweiligen höhere Funktion. Füge auch die Nummern der Hirnareale ein.
Erkläre: Was ist der limbische Cortex und wofür ist er besonders relevant? Erläutere den Begriff der corticalen Asymmetrie und wo dieser zum Tragen kommt.
Zeichne nun eine zweite Ansicht und trage in einen Sagittalschnitt des Gehirns den Insellappen, das Corpus callosum, das Stammhirn, die Hypophyse, das Kleinhirn und den Plexus choroideus ein.

Anregungen zur weiteren Wiederholung

Zeichne die verschiedenen Schlafstadien mit der typischen Rhythmik. Zeichne beispielhaft Schlafspindeln und K-Komplexe in dein Diagramm ein.
Wann kommt es zu generalisierten Muskelzuckungen? Wie verändert sich die zirkadiane Rhythmik im Lauf des Lebens? Erläutere drei Schlafpathologien, die du in diesem Kapitel gelernt hast.

Überblick gewinnen

Nutze deine gesammelten Stichwörter für eine Mindmap oder eine gegliederte Stichwortliste.

KAPITEL

Psych-Soz

2 Therapiemethoden und ihre Grundlagen

2.1 Lernen und Verhaltenstherapie

Thomas Fink

Psych-Soz

2.1.1 Lernen

Der Begriff Lernen hat in der behavioralen Psychologie eine andere Bedeutung als in der Umgangssprache.

MERKE

Lernen in der behavioralen Psychologie bezeichnet eine **sichtbare Veränderung des Verhaltens.**

Diese Verhaltensveränderungen können zustande kommen durch
- klassische Konditionierung,
- operante Konditionierung,
- Modelllernen,
- Lernen durch Eigensteuerung,
- Lernen durch Einsicht und/oder
- Habituation und Sensitivierung.

Klassische Konditionierung

Die wesentliche Manipulation findet bei der klassischen Konditionierung über einen **Reiz** statt, der **vor** der **Reaktion** dargeboten wird. Aus diesem Grund kann sie auch als **Signallernen** bezeichnet werden. Bekanntestes Beispiel für eine klassische Konditionierung sind die sog. **Pawlow'sche Hunde:** In einem historischen Experiment gelang es Iwan Pawlow, durch den Ton einer **Glocke** bei Hunden **Speichelfluss** auszulösen, indem er diesen Ton regelmäßig kurz vor der **Fütterung** darbot. Einige Fachbegriffe sind notwendig, um die klassische Konditionierung zu verstehen (➤ Tab. 2.1):
- **Unkonditionierter Reiz:** löst ohne Lernen eine (meist angeborene) Reaktion aus
- **Unkonditionierte Reaktion:** folgt ohne Lernen auf einen unkonditionierten Reiz
- **Neutraler Reiz:**führt zu einer unspezifischen Reaktion
- **Konditionierter Reiz:** war ursprünglich ein neutraler Reiz, der durch klassische Konditionierung (also wiederholte Darbietung zusammen mit dem unkonditionierten Reiz) eine konditionierte Reaktion auslöst
- **Konditionierte Reaktion:** war ehemals eine unkonditionierte Reaktion, die auf den unkonditionierten Reiz folgte, folgt nun aber auch dem konditionierten Reiz

Tab. 2.1 Die drei wesentlichen Schritte der klassischen Konditionierung

	Reiz	Reaktion
1.	Unkonditioniert	Unkonditioniert
2.	Unkonditioniert + neutral	Unkonditioniert
3.	Konditioniert	Konditioniert

Reizgeneralisierung/-diskrimination

Es kann (gewollt oder ungewollt) dazu kommen, dass die Verbindung zwischen dem konditionieren Reiz und der konditionierten Reaktion entweder allgemeiner oder spezifischer wird.

Bei der **Reizgeneralisierung** erfolgt die Reaktion bereits auf Reize, die dem konditionierten Reiz in gewisser Weise ähnlich sind. So würden die Hunde z. B. nicht nur auf die Glocke aus dem Experiment, sondern auch auf eine Haustürglocke mit Speichelsekretion reagieren.

Im Gegenteil hierzu findet bei der **Reizdiskrimination** eine Einschränkung in der Bandbreite der Reize statt, die eine Reaktion auslösen, die meist spezifisch antrainiert wird. Man könnte den Hunden z. B. schrittweise beibringen, nur spezifisch auf Glockentöne zu reagieren, die eine bestimmte Tonhöhe aufweisen, obwohl sie anfangs auf alle Arten von Glocken reagieren.

Preparedness

Der Begriff **Preparedness** bezeichnet die Tatsache, dass bestimmte Reiz-Reaktions-Kombinationen leichter gelernt werden können als andere. So kann z. B. sehr leicht eine Kopplung von Spinnenbildern und einer Angstreaktion stattfinden, während diese für Bilder von Steckdosen bedeutend schwerer herzustellen ist. Als Begründung für Preparedness werden oft **evolutionspsychologische Argumente** (Überlebens- bzw. Fortpflanzungsvorteile, die durch bestimmte Verhaltensweisen entstehen) angeführt.

Konditionierung höherer Ordnung

Sobald ein neutraler Reiz nicht mit einem unkonditionierten Reiz, sondern mit einem konditionierten Reiz gekoppelt wird, um einen neuen konditionierten Reiz zu bilden, spricht man von Konditionierung höherer Ordnung. So kann z. B. bei den Pawlow'schen Hunden ein Lichtblitz wiederholt zusammen mit dem Glockenton dargeboten werden, bis auch der Lichtblitz allein den Speichelfluss auslöst.

Operante Konditionierung

Bei der operanten Konditionierung (➤ Tab. 2.2) ist, im Gegensatz zur klassischen Konditionierung, die **Konsequenz nach** der **Handlung** zentral für den Lernmechanismus. Deswegen wird die-

Tab. 2.2 Operante Konditionierung

		Verhalten wird	
		Häufiger	Seltener
Konsequenz wird	Hinzugefügt	Positive Verstärkung	Positive Bestrafung
	Entfernt	Negative Verstärkung	Negative Bestrafung

se Art der Konditionierung auch als **Belohnungs-/Bestrafungslernen** bezeichnet. Wichtige Vokabeln zum Verständnis der operanten Konditionierung sind:

- **Verstärkung:** jede Art der Konsequenz, die die Auftretenswahrscheinlichkeit des Verhaltens in Zukunft steigert.
- **Bestrafung:** jede Art der Konsequenz, die die Auftretenswahrscheinlichkeit des Verhaltens in Zukunft senkt.
- **Positiv:** Eine Konsequenz wird hinzugefügt.
- **Negativ:** Eine Konsequenz wird entfernt.

Negative Verstärkung als Basis von Angst- und Zwangsstörungen

Das Prinzip der **negativen Verstärkung** (also eine Erhöhung der Auftretenswahrscheinlichkeit einer Handlung aufgrund des Wegfallens einer unangenehmen Konsequenz) wurde wiederholt zur Erklärung der Bildung und Aufrechterhaltung von **Angst- und Zwangsstörungen** verwendet. Man stelle sich hierzu eine Person vor, die ein moderates Unwohlsein empfindet, sobald sie das Gefühl hat, dass ihre Hände schmutzig geworden sind. Sie wird sich sofort die Hände waschen, um dieses Gefühl auszulöschen. Da das Gefühl auch wirklich nachlässt, also eine unangenehme Konsequenz entfallen ist, sieht sie sich in der Verhaltensweise bestärkt und wird diese in Zukunft häufiger durchführen. So kann es durch operante Konditionierung zu einer Überhöhung der Frequenz von angstvermeidenden Handlungen kommen.

KLINIK

Klinische Beispiele

- **Positive Verstärkung** = eine zusätzliche angenehme Konsequenz führt zu einer Steigerung der Häufigkeit: Ein Patient kommt häufiger pünktlich zum Therapietermin, da er immer vom Arzt gelobt wird, wenn er die vereinbarte Uhrzeit einhält.
- **Negative Verstärkung** = eine reduzierte unangenehme Konsequenz führt zu einer Steigerung der Häufigkeit: Ein Patient nimmt häufiger als vorgeschrieben seine Medikamentendosis, da seine Schmerzen jedes Mal sofort nachlassen.
- **Positive Bestrafung** = eine zusätzliche unangenehme Konsequenz führt zu einer Senkung der Häufigkeit: Ein Patient kommt seltener in die Gruppentherapie, da er den Eindruck hat, dass ihn die anderen Teilnehmer immer bei seinem Erscheinen auslachen.
- **Negative Bestrafung** = eine reduzierte angenehme Konsequenz führt zu einer Senkung der Häufigkeit: Ein Arzt kümmert sich weniger um einen Patienten, da dieser ihm weniger Bewunderung entgegenbringt.

Verstärkerpläne

Durch die Verwendung von Verstärkerplänen lässt sich das erwünschte Verhalten effektiv aufbauen:

- **Kontinuierliche Verstärkung** (Verstärkung auf jede korrekte Handlung) am Anfang des Verhaltenstrainings führt dazu, dass die Konditionierung besonders schnell stattfindet.
- **Intermittierende Verstärkung** (Verstärkung mit einer bestimmten Quote oder innerhalb eines bestimmten Intervalls) im weiteren Verlauf sorgt für eine besonders hohe Resistenz gegen Löschung der gelernten Konditionierung.

Manchmal wird hier auch der Begriff der **Kontingenz** verwendet: Die Kontingenz ist die Häufigkeit, mit der ein bestimmtes Verhalten mit einer Belohnung/Bestrafung kommentiert wird.

MERKE

- Kontinuierliche Verstärkung → hohe Kontingenz
- Intermittierende Verstärkung → niedrige Kontingenz

Premack-Prinzip

Häufig und gerne ausgeführtes Verhalten kann besonders gut als Verstärker für weniger oft und weniger häufig ausgeführtes Verhalten verwendet werden. So wird ein Patient seine krankengymnastischen Übungen mit einer größeren Häufigkeit ausführen, falls er zustimmt, dass er sich erst nach diesen mit einer bestimmten oft und gerne ausgeführten Handlung belohnen darf, z. B. eine bestimmte Fernsehserie ansehen.

MERKE

Klassische vs. operante Konditionierung

- Klassische Konditionierung: Eingriff durch den Experimentator **vor** dem Verhalten
- Operante Konditionierung: Eingriff durch den Experimentator **nach** dem Verhalten

Merkhilfe: „Klassische Opern" → **vorn** klassisch, **danach** operant

Extinktion

MERKE

Jede Verhaltensweise, die gelernt/konditioniert werden kann, kann auch gelöscht werden.

Die **Löschung gelernten Verhaltens (Extinktion)** kann sowohl für klassische als auch operante Konditionierungen stattfinden.

- Extinktion klassischer Konditionierung: Wird der konditionierte Stimulus wiederholt ohne den unkonditionierten Stimulus dargeboten, so führt er zwar weiterhin zur konditionierten Reaktion. Diese Kopplung schwindet allerdings mit der Zeit. Die Reaktion fällt immer schwächer aus, bis sie unterbleibt und der konditionierte Stimulus wieder zu einem neutralen Stimulus wird.
- Extinktion operanter Konditionierung: Wird eine Verhaltensweise nicht (positiv oder negativ) verstärkt, so sinkt ihre Auftretenswahrscheinlichkeit beständig, bis sie schließlich unterbleibt.

Nachdem sich eine Verhaltensweise bereits im Prozess der Extinktion befindet, kann es zu einer **Remission,** also zu einem erneuten Ansteigen der Häufigkeit der Durchführung kommen, ohne dass eine neue Konditionierung stattfand.

Modelllernen

Tiere, die in sozialen Verbänden leben, z. B. Affen und Menschen, probieren nicht jede Verhaltensweise selbstständig neu aus, bis sie eine gewisse adaptieren. Stattdessen genügt es häufig, wenn andere Tiere (Modelle) Verhaltensweisen vorführen und diese Modelle selbst entweder positiv bewertet oder für das Verhalten belohnt werden (stellvertretende Verstärkung). Nach **Bandura** verläuft **Lernen am Modell**in vier Phasen:

Aneignungsphase (Kompetenz):

1. **Aufmerksamkeitsphase:** Der Beobachter wendet seine Aufmerksamkeit dem Modell zu und wählt bewusst die Verhaltensweisen, die ihn besonders interessieren.
2. **Behaltensphase:** Die beobachteten Verhaltensweisen können über lange Zeit vom Beobachter behalten werden, ohne dass sie direkt ausgeführt werden.

Ausführungsphase (Performanz):

1. **Reproduktionsphase:** Das Verhalten wird erinnert und motorisch nachgeahmt.
2. **Motivationsphase:** Eine Verstärkung des Verhaltens führt zu höher Ausführungswahrscheinlichkeit.

2.1.2 Verhaltenstherapie

Die **Verhaltenstherapie (VT)** basiert auf der Überführung der Erkenntnisse der soeben dargestellten behavioristischen Lerntheorien in praktisch anwendbare Interventionen. Kritiker der VT beanstandeten, dass die Veränderung gedanklicher Wahrnehmungs-, Bewertungs- und Verarbeitungsmuster hier keine Beachtung finden würde. So entstand die **kognitive Verhaltenstherapie (KVT),** welche eine Erweiterung der VT um eben diese Faktoren darstellt. Eine reine VT wird heutzutage kaum noch angewandt. VT und KVT zielen darauf ab, ungewollte gelernte Verhaltensweisen zu löschen oder gewollte Verhaltensweisen zu lernen. Im Gegensatz zu den psychodynamischen Ansätzen beansprucht die VT für sich, empirisch überprüfbar zu sein und somit wissenschaftlichen Standards zu genügen.

Expositionsverfahren

Expositionsverfahren werden in der VT hauptsächlich angewandt, um **Angst- und Zwangsstörungen** zu behandeln (➤ Abb. 2.1). Die Reaktion auf den gefürchteten Stimulus wird dabei als konditioniert betrachtet: Mit der Zeit hat die Person sich selbst so programmiert, dass sie jede Situation vermeidet, die die Quelle der Angst oder des Ekels beinhalten könnte. Allmählich hat eine Reizgeneralisierung stattgefunden, die durch die negative Verstärkung stabilisiert wurde. Diese Verbindung kann wieder gelöscht werden. Gemäß der Lerntheorie kann eine Extinktion (Löschung) nur stattfinden, indem die Person der Situation direkt ausgesetzt (exponiert) wird und lernt, dass das Unwohlsein mit der Zeit schwächer wird und nicht, wie befürchtet exponentiell anschwillt. Durch die wiederholte Konfrontation findet eine Habituation statt. Diese Konfrontation kann entweder durch das Aufsuchen der problematischen Situation (in vivo) oder durch das gedankliche Vorstellen der Situation (in sensu) stattfinden. Zudem kann durch schrittweise Annäherung an die Situation (gradierter Ansatz) versucht werden, der Person die Therapie zu erleichtern, oder es kann mit direkter **Konfrontation** (massierter Ansatz) eine hohe Effektivität erreicht werden.

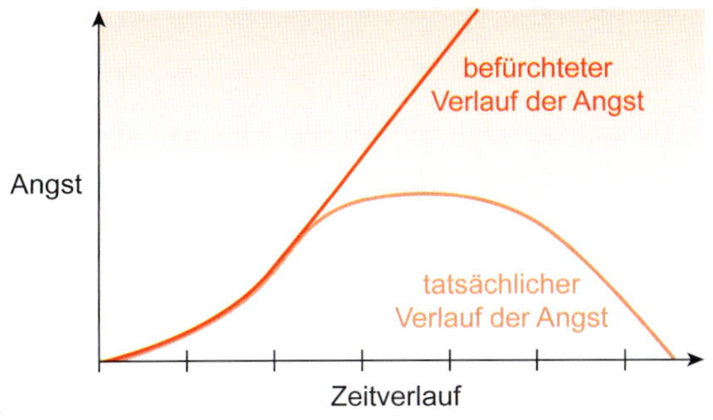

Abb. 2.1 Befürchteter und tatsächlicher Verlauf der Angst [L231]

Systematische Desensibilisierung

Die durch Josef Wolpe entwickelte **systematische Desensibilisierung** ist ein graduiertes Vorgehen, bei dem die Konfrontation entweder in sensu oder in vivo stattfinden kann. Meist wird sie bei Angststörungen angewandt. Kern dieser Technik ist das Prinzip der **reziproken Hemmung:** Angst und Entspannung können nicht gleichzeitig im Patienten existieren. Auf diesem Prinzip aufbauend erstellte Wolpe folgenden Ablauf:

1. **Entspannungstraining:** Mithilfe von Entspannungstechniken wie z. B. der progressiven Muskelrelaxation nach Jacobson lernt der Patient, körperliche (und geistige) Anspannung abzubauen. Bei Abschluss des Trainings sollte der Patient diese Techniken eigenständig immer dann durchführen können, wenn seine Angstreaktion auftritt.
2. Reiz-/**Angsthierarchie:** Der Patient erstellt in Zusammenarbeit mit dem Therapeuten eine Liste der Reize, die bei ihm die Anspannung/die Abscheu auslösen. Dies ist besonders wichtig, da bei Angststörungen häufig eine **Reizgeneralisierung** stattfindet, mit der Zeit also immer unspezifischere Reize eine Angstreaktion auslösen. So könnten bei einem Patienten z. B. Hunde eine sehr starke Angst auslösen, Katzen eine moderate Reaktion hervorrufen und das Fühlen von Fell bereits ein Unbehagen generieren.
3. **Konfrontation:** Im letzten Schritt wird der Patient in aufsteigender Reihenfolge mit den Reizen konfrontiert, während er die Entspannungstechniken anwendet. Der Patient muss in jeder Herausforderungssituation so lange verweilen oder diese so oft wieder aufsuchen, bis eine Habituation stattgefunden hat. Ziel ist allerdings keine vollständige Heilung, sondern das Erreichen eines Zustands, mit dem Patient sein Leben meistern kann.

Flooding/Reizüberflutung

Beim **Flooding (Reizüberflutung)** wird **massiert** vorgegangen: Der Patient wird direkt in eine Situation versetzt, die eine **größtmögliche Angst/Abneigung** bei ihm auslöst. Verbleibt der Patient lange genug in dieser Situation so wird, laut Stampfls Theorie, eine Habituation stattfinden und die unangenehmen Gefühle werden nach und nach absinken. In vivo wird der Patient in eine sehr belastende Situation geführt. In sensu beschreibt der Therapeut eine solche Situation mit vielen Details und mit großen Übertreibungen. So würde der Therapeut einem Patienten mit Flugangst z. B. einen Flug beschreiben, bei dem Turbulenzen und starke Turbinengeräusche auftreten.

Aufbau komplexer Verhaltensweisen

Die folgenden Techniken zum Aufbau komplexer Verhaltensweisen werden sowohl bei der Arbeit mit Patienten als auch bei der Dressur von Tieren verwendet:

- **Shaping:** Es wird zunächst eine Verhaltensweise verstärkt, die leicht ausgeführt werden kann. Diese ähnelt dem letztendlich gewünschten komplexen Verhalten. Stufenweise wird dann jeweils eine Annäherung an das Zielverhalten verstärkt, bis dieses erreicht wird. Beispiel: Nach einem Unfall mit Unterschenkelbruch befindet sich ein Patient in physiotherapeutischer Behandlung. Während dieser soll er sich schrittweise den folgenden Herausforderungen stellen: Stehen, Gehen mit Rollator, Gehen mit Stock, Gehen ohne Stock.
- **Chaining:** Die Konditionierung beginnt mit der Verstärkung mehrerer einfacher Verhaltensweisen. Sobald diese beherrscht werden, können sie in der gewünschten Reihenfolge aneinandergereiht werden, um die komplexe Gesamthandlung zu erhalten. Beispiel: Um einer Person das Schwimmen beizubringen wird zunächst mit einem Styroporbrett der Beinschlag einstudiert. Danach wird außerhalb des Beckens die Armbewegung erklärt. Im letzten Schritt soll die Person versuchen, beides zusammen im Becken abzustimmen.
- **Prompting:** Das gewünschte Verhalten wird von außen angeregt. Beispiel: Der Operateur führt anfangs die Hand des Medizinstudenten in der chirurgischen Famulatur beim ersten Einschnitt, um den Druck und die Geschwindigkeit zu demonstrieren.

MERKE
Merkhilfe:
- Shaping = Verformen von Verhaltensweise
- Chaining = Verketten von Verhaltensweisen
- Prompting = Anregen von Verhaltensweisen

Token Economy

Der Begriff **Token Economy** bezeichnet eine Methode, die direkt auf den Erkenntnissen aus der operanten Konditionierung aufbaut. Als **positive Verstärker** für erwünschte Verhaltensweisen werden hier als Belohnung Wertmarken (Tokens) vergeben. Diese werden als **sekundäre Verstärker** bezeichnet, da sie Bedürfnisse nicht direkt befriedigen. Später können die Tokens gegen primäre Verstärker wie z. B. materielle Güter oder Aktivitäten eingetauscht werden. Das erwünschte Verhalten kann somit zeitlich kontingent, also direkt nach der Ausführung, belohnt werden. Dies ist bei primären Verstärkern nicht möglich, da diese nicht immer gleich verfügbar sind. Durch den kurzen Abstand zwischen der Handlung der Verstärkung kommt die Konditionierung schneller zustande. Vorteile bestehen auch in der möglichen Aufteilung von größeren Belohnungen und in der Tatsache, dass das Individuum selbst seine Verstärkung wählen kann. Auch die Geldwirtschaft kann man als Token Economy auf Gesellschaftsebene betrachten.

Biofeedback

Beim **Biofeedback-Training** werden dem Patienten physiologische Funktionen wie z. B. Gehirnströme, Pulsfrequenz oder Atemrate direkt wahrnehmbar gemacht. Dies erfolgt meist über Balken auf einem Monitor oder über ansteigende und absinkende Töne aus Lautsprechern. Der Patient lernt in einem ersten Schritt, welche Auswirkungen Gedanken und Gefühle auf diese Vorgänge haben. Er verbessert also seine Fähigkeit zur **Interozeption** (Wahrnehmung von inneren Vorgängen). In einem zweiten Schritt erlernt der Patient, die physiologischen Parameter indirekt zu beeinflussen. So kann z. B. autogenes Training zur Senkung der Pulsfrequenz verwendet werden. Letztendlich soll der Patient mithilfe dieses Einblicks in das vegetative System die Möglichkeit erhalten, auch im Alltag eine Anpassung desgleichen vorzunehmen. Biofeedback lässt sich als Behandlungsmethode auf verschiedenste Erkrankungen anwenden, z. B. chronische Schmerzerkrankungen, Angst- und Panikstörungen oder Depression.

SORKC-Modell

Das **SORKC-Modell** (➤ Abb. 2.2) nach **Kanfer** folgt der verhaltenstherapeutischen Logik. Es beschreibt die **Entstehung und Aufrechterhaltung von problematischem Verhalten** durch einen lerntheoretischen Ansatz. Jede Art von Problemverhalten kann in die fünf Schritte Stimulus, Organismus, Reaktion, Konsequenz und Kontingenz eingeteilt werden. Kanfer selbst betrachtete sein Modell allerdings nur als Arbeitshypothese. Als Beispiel für die Darstellung soll ein Patient mit sozialem Rückzug dienen:

1. **Stimulus (S):** Die auslösende Situation oder Bedingung, in der das Verhalten auftritt. → Vor dem Treffen von einzelnen Personen oder Personengruppen (auslösender Reiz), besonders, falls diese Frauen einschließen (diskriminativer Reiz).
2. **Organismus (O):** Die individuellen biologischen und lerngeschichtlichen Ausgangsbedingungen der Person. → Der Patient neigt zu einer nervösen Grundstimmung, die sich in sozialen Situationen verstärkt; er wurde während seiner Schulzeit aufgrund von Schweißausbrüchen vermehrt das Opfer von Späßen zulasten seiner Person.
3. **Reaktion (R):** Die kognitive, motorische, vegetative und affektive Folge. → Motiviert durch das geistige und körperliche Unwohlsein (Nervosität, erhöhter Puls, Schwitzen), das vor einem Treffen entsteht, sagt der Patient die Verabredung kurzfristig ab.

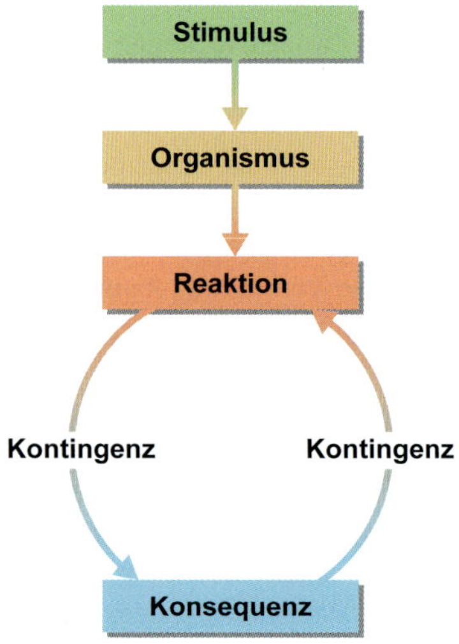

Abb. 2.2 SORKC-Modell [L231]

4. **Kontingenz (K):** Die Regelmäßigkeit, mit der die Konsequenz auf die Reaktion folgt. Die Kontingenz bestimmt die Geschwindigkeit und Löschresistenz, mit der das Verhalten konditioniert und somit noch häufiger ausgeführt wird. → Bei zwei von drei Absagen sinkt (kurzfristig) das Unwohlsein direkt ab und der Patient fühlt sich eindeutig besser. Bei einer von drei Absagen empfindet er starke Reue, dass er die Möglichkeit zu sozialen Kontakten nicht ausgenutzt hat.
5. **Konsequenz (C):** Die angenehme (Verstärkung) oder unangenehme (Bestrafung), die auf die Reaktion mit einer gewissen Kontingenz folgt. → Die Erleichterung (Verstärkung) und die Reue (Bestrafung), die der Patient nach der Absage des Termins fühlt.

MERKE

Die **Kontingenz** ist die Regelmäßigkeit, mit der auf die Reaktion eine bestimmte **Konsequenz** folgt. Sie beschreibt also die Beziehung zwischen Reaktion und Konsequenz.

CHECK-UP

- Was versteht man unter Reizgeneralisierung?
- Wie lautet der Name für das Vorgehen, Verhaltensweisen, die sich häufiger zeigen, zu benutzen, um Verhaltensweisen zu verstärken, die weniger häufig auftreten?
- Wie lässt sich negative Verstärkung definieren?
- Welchen Bestandteil im Modell der klassischen Konditionierung stellt das Placebomedikament am ehesten dar?
- Was ist der Unterschied zwischen klassischer und operanter Konditionierung?
- Wie lautet der Name der 3. Phase des Lernens am Modell nach Bandura und was sind typische Bestandteile?
- Wie lauten die drei Stufen der systematischen Sensibilisierung nach Wolpe?
- Wie heißt das Vorgehen in der Verhaltenstherapie, in dem Defizite schrittweise durch ein neu zu erlernendes Verhalten ausgeglichen werden?
- Wann bietet sich der Aufbau einer Token Economy besonders an?
- Wofür steht das „C" des SORKC-Modells?

Jetzt bist du dran!

Überblick gewinnen

Notiere dir ca. 5 Stichwörter aus diesem Unterkapitel.

2.2 Psychodynamik

Raphael Kunisch

Psych-Soz

2.2.1 Psychoanalytische Theorie

Erstes topisches System: Bewusstes, Vorbewusstes und Unbewusstes

Die psychoanalytische Theorie des österreichischen Arztes **Sigmund Freud** baut auf der Annahme auf, dass drei Kategorien von psychischen Prozessen existieren: Bewusstes, Vorbewusstes und Unbewusstes (➤ Abb. 2.3). Diese Dreigliederung wird auch als **erstes topisches System**bezeichnet.

- Beim **Bewussten,** handelt es sich um psychische Inhalte, die jederzeit sofort zugänglich sind wie z. B. Gedanken und Wahrnehmungen.
- Das **Vorbewusste** umfasst hingegen Inhalte, die zwar grundsätzlich auch zugänglich, jedoch nicht ständig abrufbereit sind. Diese müssen erst erinnert oder erkannt werden.
- Das **Unbewusste** stellt schließlich den Hort aller psychischen Inhalte dar, die dem Bewusstsein nicht direkt zugänglich sind. Hierzu zählen insbesondere auch die Triebe und unerlaubten Wünsche. Die **Tiefenpsychologie**beschäftigt sich mit diesen, in der Tiefe unbewusst ablaufenden, psychischen Prozessen.

Die Wiederbewusstmachung ins Unbewusstsein verdrängter Inhalte, ist eines der zentralen Ziele der auf psychoanalytischer Theorie basierenden psychodynamischen Therapien.

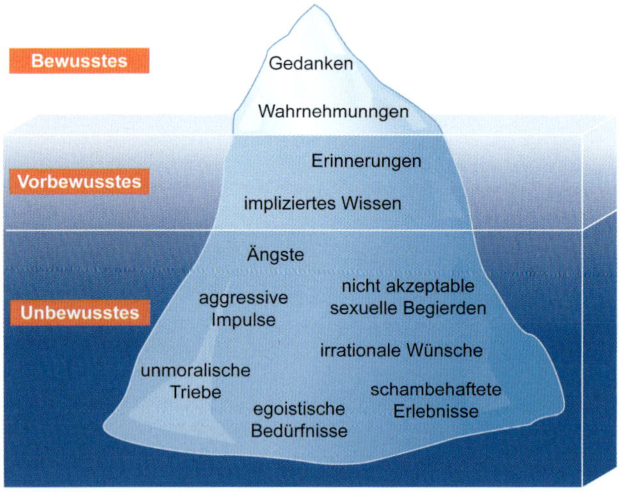

Abb. 2.3 „Erstes topisches System" im Eisbergmodell der Psyche [L231]

Drei-Instanzen-Modell

Sigmund Freud definierte später ein zweites topisches Modell, auch **Drei-Instanzen-Modell** genannt (➤ Abb. 2.4). Dieses besteht aus: **Es, Ich und Über-Ich.**

Diese drei Instanzen befinden sich in ständiger Interaktion und führen unterschiedliche psychische Funktionen aus.

- Das **Es** repräsentiert die Triebe, Bedürfnisse und Wünsche des Patienten. Es arbeitet ausschließlich nach dem **Lustprinzip,** nimmt also keine Rücksicht auf etwas anderes als die Steigerung der eigenen Lust.

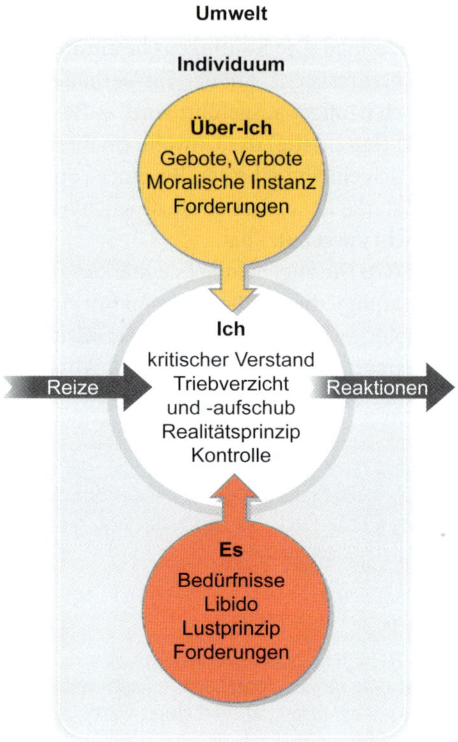

Abb. 2.4 Drei-Instanzen-Modell [L231]

- Das **Über-Ich** repräsentiert Wertvorstellungen, Moral und Normen. Impulse die hiergegen verstoßen, wehrt es in seiner Funktion als innerer Zensor ab. Diese Orientierung wird als **Moralitätsprinzip**bezeichnet.
- Das **Ich** ist jene psychische Instanz, die beeinflusst durch die triebhaften Impulse des Es und den moralischen Bewertungen des Über-Ichs eine Entscheidung trifft. Als einzige Instanz bezieht es hierbei auch die äußeren Begebenheiten mit ein, was als Vorgehen nach dem **Realitätsprinzip**bezeichnet wird.

Die Bezeichnung **Psychodynamik**leitet sich aus der dynamischen Interaktion der drei Instanzen Es, Ich und Über-Ich ab. All dies wird durch die psychoanalytische Theorie beschrieben.

MERKE

Das erste und zweite topische Modell sind nicht deckungsgleich. Unbewusste, vorbewusste und bewusste Inhalte kommen jeweils sowohl im Es als auch Ich und Über-Ich vor.

Psychosexuelle Entwicklung

Aus den Kindheitserinnerungen seiner Patienten leitete Freud sein Modell der psychosexuellen Entwicklung ab (➤ Tab. 2.3). Hierbei verschiebt sich der Fokus des kindlichen Lustgewinns jeweils Phasenweise auf unterschiedliche Körperteile. Das jeweilige Objekt der Begierde wird als **Libidoobjekt**bezeichnet. Kommt es zur **Fixierung** in einer Phase, kann es in Belastungssituationen zur **Regression,** also zum Rückzug in die jeweilige Phase kommen. Auch bilden sich die Charaktere der Typologie nach Freud durch die unterschiedlichen Fixierungen.

Tab. 2.3 Psychosexuelle Entwicklung nach Freud

Alter [J.]	Phase	Libidoobjekt	Merkmale	Fixierung
0–2	Oral	Mund	Abhängigkeit	Oraler, depressiver Charakter
2–4	Anal	Anus	Kontrolle, Autonomie, Selbstsicherheit	Analer, zwanghafter Charakter
4–6	Phallisch	Penis/Vagina	Ödipuskomplex/Elektrakomplex, Konkurrenz	Phallischer, hysterischer Charakter
6–12	Latenz	Keines	Sublimierung	Keine
Ab 12	Genital	Partner	Reife Sexualität	Reife Persönlichkeit

MERKE

In der psychoanalytischen Theorie wird vom Patienten als Subjekt gesprochen, während andere Personen als **Objekt** bezeichnet werden. In der psychoanalytischen Fachsprache meint der Begriff Objekt Menschen.

2.2.2 Psychodynamische Therapieverfahren

MERKE

Unter dem Überbegriff der psychodynamischen Therapieverfahren, werden alle Verfahren zusammengefasst, die durch die psychoanalytische Theorie und ihre Weiterentwicklungen begründet werden.

In Deutschland sind insgesamt vier Therapieverfahren als erstattungsfähig durch die gesetzlichen Krankenkassen anerkannt. Neben der auf Lerntheorie basierenden **kognitiven Verhaltenstherapie,** und **der systemischen Psychotherapie,** handelt es sich hierbei um zwei psychodynamische Verfahren. Die **analytische Psychotherapie** und die **tiefenpsychologisch fundierte Psychotherapie.** Die gemeinsamen Aspekte dieser Therapieverfahren werden im Folgenden beschrieben.

Elemente psychodynamischer Therapie

Ich-Stärkung

Entsprechend der psychoanalytischen Theorie sind die Symptome des Patienten nicht Teil des eigentlichen Konflikts, sondern haben die Funktion, das Ich zu entlasten. Dies wird als **primärer Krankheitsgewinn** bezeichnet. Wenn Spannungen zwischen den drei Instanzen zunehmen, greift demnach das Ich auf Abwehrmechanismen zurück, um die psychische Anspannung zu reduzieren. Ein Ziel der Therapie ist es deshalb, das Ich des Patienten zu stärken. So sollen die Abwehrmechanismen und die aus ihnen entstehenden Symptome überflüssig werden.

MERKE

- Der **primäre Krankheitsgewinn** bezeichnet den innerpsychischen Vorteil der Krankheit.
- Der **sekundäre Krankheitsgewinn** beschreibt die äußeren Vorteile der Krankheit. Konkret unterteilt er sich in **besondere Unterstützungen** und die **Befreiung von Pflichten.** Beispiele: Pflege eines Kranken oder Ausstellung einer Arbeitsunfähigkeitsbescheinigung.

Aufdeckung unbewusster Konflikte

Da sich ein Großteil der psychischen Konflikte im Bereich des Unbewussten abspielt, ist zunächst nicht ersichtlich, was die den Symptomen zugrunde liegenden Ursachen sind. Durch Bearbeitung der Übertragung, Deutung des Widerstands, freie Assoziation und Traumdeutung wird versucht, unbewusste Inhalte aufzudecken um die Symptomatik zu verstehen:

- **Bearbeitung der Übertagung:** Das Prinzip der Übertragung bezeichnet die Tatsache, dass die Therapie im Patienten Gefühle gegenüber dem Therapeuten weckt. Jene sind geprägt durch frühere zwischenmenschliche Beziehungen. Dies tritt auch umgekehrt aufseiten des Therapeuten auf, also dass der Patient im Therapeuten Gefühle hervorruft, und wird hier als Gegenübertragung bezeichnet. Durch Bewusstmachung dieser Phänomene können Rückschlüsse auf unbewusste Prozesse gezogen und diese vom Patienten bearbeitet werden.
- **Deutung des Widerstands:**Während der Therapie treten beim Patienten Widerstände auf, die sich jedoch nicht auf die Behandlung selbst beziehen, sondern auf die Entdeckung problematischer und deswegen ins Unbewusste verdrängter Inhalte. Um das Ich wieder zu entlasten, werden daraufhin häufig andere Abwehrmechanismen aktiviert. Aufgabe des Therapeuten ist es, dem Patienten sein Abwehrverhalten vor Augen zu führen und behilflich zu sein, den Widerstand als Ausdruck eines unbewussten Bedürfnisses oder Konflikts zu deuten.
- **Freie Assoziation:** Inhalte aus dem Unbewussten sollen entdeckt werden, indem der Patient seinen Assoziationen freien Lauf lässt, ohne einen Sinn darin zu suchen oder einer Struktur zu folgen. Der Therapeut kommentiert nichts und schenkt allem Gesagten die gleiche Aufmerksamkeit. Man bezeichnet dies auch als **gleichschwebende Aufmerksamkeit.**
- **Traumdeutung:** Freud bezeichnete die Traumdeutung als Königsweg ins Unbewusste. Im Traum erlaubt das Ich dem Es in der Realität nicht zulässige Wünsche und Bedürfnisse auszuleben, ohne dass negative Konsequenzen drohen. Durch eine Deutung der Trauminhalte ist ein direkter Zugang zu diesen ins Unbewusste verdrängten Inhalten möglich.
- **Therapeutische Beziehung:** Eine wichtige Rolle in der psychodynamischen Therapie spielt auch die Beziehung zwischen Therapeuten und Patient. Durch eine Lehranalyse hat der Therapeut in der Selbsterfahrung seine eigenen Konflikte aufgearbeitet, sodass seine Beobachtungen und Deutungen nicht durch eigene Einflüsse verfälscht werden. Indem er dem Patienten wohlwollende Zugewandtheit und gleichschwebende Aufmerksamkeit bietet, kann dieser seine früheren Beziehungserfahrungen reinszenieren und neu erleben. Der erwünschte Rückfall in frühere Entwicklungsstadien wird als **Regression** bezeichnet.

Analytische Psychotherapie

Spezifisch für die analytische Psychotherapie ist es, dass die frühkindlichen Beziehungen des Patienten durchgearbeitet werden, woraus eine Persönlichkeitsveränderung hervorgehen soll. Der Fokus der Therapie liegt in der Vergangenheit; in der Fachsprache bezeichnet als **Dort und Damals.** Ziel ist also weniger die Lösung eines spezifischen Problems als eine umfassende Umstrukturierung. Der Rahmen der Behandlung erstreckt sich hierbei auf eine Zeitspanne von vielen Jahren mit einer Frequenz von zwei bis drei Sitzungen pro Woche bei einem Gesamtkontingent von 160–300 Stunden. Während der Behandlung liegt der Patient klassischer Weise auf der berühmten Couch und spricht. Außerhalb seines Blickfelds sitzt der Therapeut und lauscht dem Gesagten in gleichschwebender Aufmerksamkeit. Durch die Unterbindung des Blickkontakts soll verhindert werden, dass der Patient die nonverbalen Gesten des Therapeuten interpretiert und die freie Assoziation gestört wird.

MERKE
Analytische Psychotherapie → Dort und Damals (Vergangenheit)

Tiefenpsychologisch fundierte Psychotherapie

Während die Methoden der beiden psychodynamischen Therapieverfahren weitgehend identisch sind, ist die tiefenpsychologisch fundierte Psychotherapie fokussierter in ihrem Vorgehen. Meist ist sie auf einen spezifischen Konflikt hin ausgerichtet und konzentriert sich auf die Gegenwart, das **Hier und Jetzt.** Patient und Therapeut sitzen sich gegenüber; der Therapeut ist stärker am Gespräch beteiligt, wodurch die **Therapeuten-Patienten-Interaktion** in den Vordergrund rückt. Durch die Fokussierung ist der Aufwand der Therapie geringer. So umfasst der übliche zeitliche Rahmen eine Sitzung pro Woche bei einem Gesamtkontingent von 50–100 Stunden.

MERKE
Tiefenpsychologisch fundierte Psychotherapie → Hier und Jetzt (Gegenwart)

2.2.3 Abwehrmechanismen

MERKE
Da die Abwehrmechanismen den am häufigsten geprüften Aspekt der Psychodynamik darstellen, sollten diese unbedingt verstanden und gelernt werden!

Zur Reduzierung innerpsychischer Spannungen, wendet das Ich nach der psychoanalytischen Theorie unterschiedliche Abwehrmechanismen an. Diese sind inzwischen weit über die Psychodynamik hinaus anerkannt. In ➤ Tab. 2.4 sind die prüfungsrelevanten Abwehrmechanismen mit jeweils einem Beispiel aufgelistet.

MERKE
- **Verdrängung:** Die Wahrnehmung eines **inneren Impulses** wird nicht zugelassen.
- **Verleugnung:** Die Wahrnehmung einer **realen Tatsache** wird nicht zugelassen.

Tab. 2.4 Psychische Abwehrmechanismen

Abwehrmechanismus	Erklärung	Beispiel
Verdrängung	Verschiebung von unerlaubten Impulsen ins Unbewusste	Ein Arzt untersucht eine schöne Patientin, ist aber überzeugt, sich nicht zu ihr hingezogen zu fühlen.
Rationalisierung	Eine vorgeschobene rationale Erklärung für ein unbewusst motiviertes Verhalten	Ein Lungenkrebspatient hat ein Jahr nach chemotherapeutischer Behandlung einen blutigen Husten. Er geht aber nicht zum Arzt, da er meint sich erst vor Kurzem verkühlt zu haben und dies daher eine banale Erkältung sein müsse.
Projektion	Projektion eigener nicht akzeptabler Impulse, Wünsche, Gefühle oder Verhalten in andere hinein	Eine Pflegedienstleitung, die den Chefarzt als dominant empfindet, diese Eigenschaft an sich selbst aber nicht bemerkt, obwohl alle Kollegen ihr Dominanz bescheinigen.
Verleugnung	Verkennen der Realität durch unbewusstes Leugnen oder Ignorieren einer realen Tatsache	Ein Patient, der sich einen Tag nach der Mitteilung einer Krebsdiagnose nicht mehr an den Gesprächsinhalt erinnert.
Isolierung	Reduzierung auf die Sachebene ohne Wahrnehmung der emotionalen Komponente	Ein Ehemann, der seiner Frau nachdem ihm eine schlechte Diagnose mitgeteilt wurde ohne Gefühlsregung sagt, dass er bald sterben wird.
Reaktionsbildung	Eigene nicht akzeptable Impulse führen im Sinn einer Überkompensation zum gegenteiligen Verhalten.	Ein Assistenzarzt ist zu einem schwierigen Patienten in der Notaufnahme besonders freundlich, obwohl er guten Grund hätte, den Patienten unsympathisch zu finden.
Verschiebung	Wünsche, Impulse oder Affekte, die einer anderen Person gegenüber nicht akzeptabel sind, werden auf Dritte oder Dinge verschoben.	Eine Medizinstudentin ärgert sich beim Essen über ihren Freund. Als sie einen Sprung im Teller bemerkt wirft sie diesen schwungvoll in den Müll.
Sublimierung	Nicht akzeptable Impulse und Triebe werden in akzeptiertes Verhalten umgelenkt.	Ein Patient, der unter aggressiven Albträumen leidet, beginnt diese durch Malerei auszudrücken, woraufhin die Albträume abnehmen.
Konversion	Ein innerpsychischer Konflikt wird durch ein körperliches Symptom kompensiert.	Bei der Paartherapie schildert der Mann die Beziehungsprobleme. Auf die Frage des Therapeuten nach ihrer Sichtweise verlässt die Partnerin den Raum und muss sich erbrechen.
Ungeschehenmachen	Versuch, Triebhandlungen und Geschehnisse mittels Durchführung gegensätzlicher Handlungen wieder ungeschehen zu machen.	Ein Patient, der einen Herzinfarkt erlitten hat und sich schonen sollte, nimmt am Frühsport des Krankenhauses teil.

Tab. 2.4 Psychische Abwehrmechanismen *(Forts.)*

Abwehrmechanismus	Erklärung	Beispiel
Regression	Rückschritt in unreife Verhaltensweisen	Ein Kind, das eingeschult wird, beginnt daraufhin wieder ins Bett einzunässen.
Spaltung	Schwarz-Weiß-Denken, bei dem Personen, Situationen und Dinge nur als gut oder schlecht bewertet werden.	Der Herrscher, der seine Verbündeten zum Krieg aufruft mit den Worten: „Wer nicht auf unserer Seite kämpft, ist unser Feind."
Projektive Identifizierung	Die eigenen nicht akzeptablen Impulse, Wünsche, Gefühle oder Verhaltensweisen werden nicht nur in einen anderen hineinprojiziert, sondern von der anderen Person auch wahrgenommen und aus sich selbst stammend erlebt.	Ein Arzt kommt nach einem Nachtdienst angespannt nach Hause. Er trifft auf seine Frau, die gerade aufgestanden ist, und fragt sie zur Begrüßung warum sie so genervt schaue. Sie stellt fest, sich tatsächlich gereizt zu fühlen, weiß aber nicht warum.
Introjektion	Aufnahme fremder Normen ins Weltbild ohne Reflexion dieser zur Prüfung auf Vereinbarkeit mit eigenen Werten und Überzeugungen	Eine Mutter, die als Kind von ihren Eltern geschlagen wurde, sieht dies als notwendiges Erziehungsmittel an und züchtigt ihren Sohn.

CHECK-UP

- Was besagt das psychoanalytische Eisbergmodell?
- Wie lauten die drei Instanzen des zweiten topischen Modells nach Freud?
- Zu welcher psychosexuellen Phase nach Freud gehört Konkurrenzverhalten?
- Worin liegt der Unterschied zwischen Reaktionsbildung und Konversion?

Jetzt bist du dran!

Überblick gewinnen

Notiere dir ca. 5 Stichwörter aus diesem Unterkapitel.

2.3 Klientenzentrierte Gesprächspsychotherapie

Raphael Kunisch

Psych-Soz

Die klientenzentrierte Gesprächspsychotherapie (Gesprächspsychotherapie, klientenzentrierte Therapie, nondirektive Psychotherapie), wurde von **Carl Rogers** aus der humanistischen Tradition heraus entwickelt. Grundlage ist die Annahme, dass Menschen eine Tendenz zur Selbstvervollkommnung **(Aktualisierungstendenz)** haben. Demnach besitzt jeder Patient bereits die Fähigkeiten, die nötig zur Lösung seiner psychischen Probleme sind. Aufgabe des Therapeuten ist es, den Patienten bei der Entwicklung dieser Lösungen zu unterstützen.

2.3.1 Therapeutische Grundhaltungen

Zur Unterstützung der Aktualisierungstendenz des Patienten soll der Therapeut die folgenden drei Grundhaltungen beherzigen. Diese werden auch als die Elemente der nondirektiven (klientenzentrierten) Gesprächsführung bezeichnet.

Positive Wertschätzung

Der Therapeut soll dem Patienten **bedingungslose Akzeptanz** entgegenbringen. Hierzu ist aufseiten des Therapeuten ein aufrichtiger Respekt vor dem Patienten und dessen individuellen Überzeugungen nötig, auch wenn sich diese von seinen eigenen Unterscheiden. Der Therapeut soll den Patienten und sein Verhalten nicht bewerten, sondern Inhalte urteilsfrei registrieren; darüber hinaus soll er Solidarität mit dem Patienten bekunden und diesen regelmäßig ermutigen. Hierdurch soll sich der Patient frei entfalten und uneingeschränkte Wertschätzung als Individuum erleben können, ohne darauf angewiesen zu sein, ein vom Therapeuten erwünschtes Verhalten zeigen zu müssen.

Empathie

Der Therapeut soll auf verbaler und nonverbaler Ebene Empathie im Sinn eines **einfühlsamen Verstehens** bekunden und dem Patienten zeigen, dass er dessen Gefühle und Sichtweisen nachempfinden kann. Hierzu dient auch die Wiederholung des Gesagten mit Konkretisierung des Inhalts und Verbalisierung der beim Patienten wahrgenommenen Emotionen.

Kongruenz

Mit Kongruenz ist die Schlüssigkeit im Verhalten des Therapeuten gemeint. Dies ist als Forderung nach **Echtheit** zu verstehen. Empathie und positive Wertschätzung dürfen nicht aufgesetzt sein und wirken, sondern müssen dem Empfinden des Therapeuten entsprechen und als aufrichtig durch den Patienten erlebt werden. Der Therapeut soll insbesondere nicht nur in seiner Rolle als Experte auftreten, sondern für den Patienten auch als Mensch greifbar sein. Dies umschließt auch aufrichtige Konfrontationen mit dem Patienten unter Wahrung der Bewertungsfreiheit und Authentizität bei der Klärung der therapeutischen Beziehung durch aufrichtige Selbstmitteilung an den Patienten über das Erleben des Therapeuten.

MERKE

Die **drei Elemente der nondirektiven (klientenzentrierten) Gesprächsführung** sind:
- Positive Wertschätzung
- Empathie
- Kongruenz

CHECK-UP

- Wie lauten die drei therapeutischen Grundkonzepte der klientenzentrierten Gesprächspsychotherapie nach Rogers?
- Was ist mit dem Begriff der Aktualisierungstendenz gemeint?

Jetzt bist du dran!

Überblick gewinnen

Notiere dir ca. 5 Stichwörter aus diesem Unterkapitel.

2.4 Systemische Therapie

Raphael Kunisch

Psych-Soz

Bei der **systemischen Therapie** werden psychische Krankheiten als Störung der Systemumweltpassung definiert. Als zentrales System wird meist die Familie genutzt, weswegen der anfängliche Fokus auch in der Familientherapie lag. Individuelle Symptome werden als Ergebnis von krankheitserzeugenden und -aufrechterhaltenden Beziehungsmustern im Kontext der wichtigen Bezugspersonen gesehen. Ende 2018 wurde auch die systemische Therapie in den Leistungskatalog der gesetzlichen Krankenkassen aufgenommen.

Beispiele für wesentliche Methoden.

- Zirkuläres Fragen: Gefühle oder Verhalten von anderen Personen auf Verhalten Dritter wird erfragt. Beispiel: *„Wie glaubst du fühlt sich dein Vater, wenn dein Bruder ihm nicht antwortet?"*
- Skalenfragen: Gefühlen, Motivationen und Einstellungen wird vom Patienten ein Zahlenwert zugeordnet. Beispiel: *„Auf einer Skala von 1 bis 10, wie motiviert bist du heute?"*
- Paradoxe Intervention: Problematisches Verhalten wird dem Patienten absichtlich verschrieben, um Reflexion darüber anzustoßen. Beispiel: *„Kauen Sie bitte die nächsten drei Tage jeweils eine Stunde durchgängig an ihren Nägeln."*
- Skulptur oder Familienrekonstruktion: Systemrelevante Personen (aus der Familie) nehmen in einem Raum körperliche Haltungen zueinander ein, die die Beziehungen der Familienmitglieder kennzeichnend ausdrückt. Personen, welche nicht anwesend sind, können durch Stellvertreter ersetzt werden. Somit können sowohl Beziehungen zwischen den Familienmitgliedern als auch spezifische (traumatische) Erfahrungen näher und die verschiedenen Perspektiven betrachtet werden.

Jetzt bist du dran!

Überblick gewinnen

Notiere dir ca. 5 Stichwörter aus diesem Unterkapitel.

2.5 Psychotherapieverfahren im Vergleich

Raphael Kunisch

Psych-Soz

Einen vergleichenden Überblick über die vier im Examen geprüften Psychotherapieverfahren bietet ➤ Tab. 2.5.

KLINIK

Somatoforme Störungen lautet der Überbegriff für **körperliche (somatische) Beschwerden,** welche **nicht auf eine organische Krankheit** in angemessenem Maße zurückführbar sind. Meist handelt es sich hierbei um unspezifische Beschwerden wie Bauchschmerzen, Rückenschmerzen oder Müdigkeit. Die Ausprägung kann von einer leichten Störung des Vitalgefühls bis hin zum schwersten Krankheitsgefühl mit massiven funktionalen Einschränkungen reichen.

Patienten mit somatoformer Störung fällt es häufig schwer, zu akzeptieren, dass Ihre Symptome psychischer Natur sind. In der Regel haben sie eine **lange „Patientenkarriere"** hinter sich, die häufig geprägt ist vom **Doctor-Hopping,**also dem regelmäßigen Wechsel des Arztes, in der Hoffnung somatische Ursachen der Symptome zu entdecken.

Durch Konzentration auf organische Erkrankungen verstärkt der Arzt die Überzeugung des Patienten, körperlich erkrankt zu sein. Um diese sog. **iatrogene Fixierung** zu vermeiden, sollte bei typischen Symptomen noch vor Beginn der apparativen Diagnostik, die Möglichkeit einer somatoformen Störung mit dem Patienten diskutiert werden. Bei Erhärtung der Verdachtsdiagnose kann die Überweisung zu einem Facharzt für psychosomatische Medizin und Psychotherapie erfolgen. Im ICD-10 sind die somatoformen Störungen unter der Rubrik F-45 klassifiziert. Die Behandlung somatoformer Beschwerden konzentriert sich primär auf psychotherapeutische Verfahren.

MERKE

Als **iatrogene Fixierung** bezeichnet man die Bekräftigung der fälschlichen Überzeugung des Patienten durch den behandelnden Arzt, an einer körperlichen Erkrankung zu leiden. Eine iatrogene Fixierung wird durch übertriebene apparative Diagnostik und ausschließlich organische Therapien gefördert.

CHECK-UP

- In welchem Zusammenhang stehen somatoforme Störungen mit dem Begriff der iatrogenen Fixierung?
- Welche Psychotherapieverfahren werden in Deutschland durch die gesetzlichen Krankenkassen anerkannt?

Jetzt bist du dran!

Überblick gewinnen

Notiere dir ca. 5 Stichwörter aus diesem Unterkapitel.

Tab. 2.5 Psychotherapieverfahren

Verfahren	Konzept	Ursprung	Methoden	Fokus	Therapeutenrolle	Therapieziel	Frequenz	Dauer	Anerkennung
Verhaltenstherapie	Umlernen und kognitive Neubewertung	Lerntheorie	• Psychoedukation • Kognitive Umstrukturierung • Übende Verfahren	Verhalten und Kognition	• Normativ • Begleitend	Symptomminderung	Variabel	Meist wenige Sitzungen	• Berufsrechtlich (anerkannte Ausbildung) • Sozialrechtlich (erstattungsfähig durch gesetzliche Krankenkassen)
Analytische Psychotherapie	Regression und Persönlichkeitsumstrukturierung	Psychoanalyse	• Patient liegt • Freie Assoziation • Traumdeutung • Regression • Deutung von Übertragungsphänomenen und Widerstand	Persönlichkeitsstruktur	• Abstinenz • Minimale Einmischung	Neustrukturierung neurotischer Persönlichkeitsaspekte	4–4 Sitzungen/Wo.	Mehrere Jahre	• Berufsrechtlich (anerkannte Ausbildung) • Sozialrechtlich (erstattungsfähig durch gesetzliche Krankenkassen)
Tiefenpsychologisch fundierte Psychotherapie	Bearbeitung aktuell wirksamer neurotischer Konflikte	Psychoanalyse	• Patient sitzt • Traumdeutung • Deutung von Übertragungsphänomenen und Widerstand	Intrapsychische Konflikte	• Interaktion • Verbalisierte Deutung von Übertragung und Widerstand	Symptomminderung psychodynamischer Konflikte	1–2 Sitzungen/Wo.	Monate bis Jahre	• Berufsrechtlich (anerkannte Ausbildung) • Sozialrechtlich (erstattungsfähig durch gesetzliche Krankenkassen)
Klientenzentrierte Gesprächspsychotherapie	Selbstvervollkommnung des Patienten	Humanismus	• Positive Wertschätzung • Empathie • Kongruenz • Verbalisierung der Emotionen des Klienten	Individuum	• Nondirektive Gesprächsführung • Schaffung eines geeigneten Rahmens	Abbau von Inkongruenzen zur Wiederherstellung der Aktualisierungsfähigkeit	1 Sitzung/Wo.	Variabel	• Berufsrechtlich (anerkannte Ausbildung)
Systemische Therapie	Sozialer Kontext und Interaktion als Basis für Probleme und Lösungen	Familientherapie	• Detaillierte Auftragsklärung • Zirkuläres Fragen • Skalenfragen • Paradoxe Intervention • Skulptur oder Familienrekonstruktion	(Familien-) System	• Wenige Normen vorgebend • Patienten helfen, selbst, die Lösungen zu finden	Symptomminderung durch Aufzeigen und Verändern von schädigenden Beziehungsmustern	Variabel	Meist wenige Sitzungen	• Berufsrechtlich (anerkannte Ausbildung) • Sozialrechtlich (erstattungsfähig durch gesetzliche Krankenkassen)

Jetzt bist du dran!

Zeichenaufgabe

Zeichne eine Mindmap zum Schlagwort der Verhaltenstherapie. Auf der ersten Ebene fügst du alle Therapieverfahren ein, die du heute im Rahmen der Verhaltenstherapie kennengelernt hast. Im nächsten Schritt ergänzt du jedes Verfahren in der zweiten Ebene mit mindestens drei Stichwörtern, z. B. beliebte Anwendungsbereiche, Therapieprinzipien oder Therapieablauf.
Ein Aspekt deiner Mindmap sollte das sog. SORKC-Modell thematisieren. Beschrifte, wofür die einzelnen Buchstaben stehen und ergänze für jeden Begriff ein weiteres relevantes Schlagwort.
Mithilfe welcher Verfahren werden komplexe Verhaltensweisen aufgebaut? Erkläre die Techniken anhand eines Beispiels.

Anregungen zur weiteren Wiederholung

Zeichne einen Zeitstrahl für die ersten 12 Entwicklungsjahre des Menschen. Beschrifte nun die verschiedenen psychosexuellen Entwicklungsphasen nach Freud und benenne den jeweiligen Charakter, welcher im Falle einer Fixierung daraus entstehen kann.

Überblick gewinnen

Nutze deine gesammelten Stichwörter für eine Mindmap oder eine gegliederte Stichwortliste.

Register

Symbole
α-Blockade 13
α-Welle 4
β-Welle 4
γ-Welle 4
δ-Welle 4
θ-Welle 4

A
Abhängigkeit 37
Abwehrmechanismus 38
ACTH 14
ACTH-Ausschüttung 14
ADHS 16
Adjektivliste 12
adrenokortikotropes Hormon 14
affektive Schmerzkomponente 13
Aggressivität, pathologische 18
Agitiertheit 20
Agnosie 10
Agoraphobie 20
Agrafie 18
Ainsworth, Mary 27
Aktivierung 13
Aktualisierungstendenz 40
Alarmphase 14
alertness 16
Alexie 18
allgemeines Adaptionssyndrom 14
allgemeines Anpassungssyndrom 14
Allostase 14
Alphawellen 12
Amnesie 8, 17
– anterograde 17
– globale 17
– retrograde 17
Amygdala 8, 10
analytische Psychotherapie 38
Aneignungsphase 33
Angst 8, 33
Angsthierarchie 33
Angststörung 20, 32
Aphasie 18
– amnestische 18
– globale 18
Apnoe 12
Appetenz 22
Appetenz-Appetenz-Konflikt 22
Appetenz-Aversions-Konflikt 22
Apraxie 2, 18
ARAS 6
Arbeitsgedächtnis 16
Assoziation, freie 37
Assoziationscortex 16
Assoziationsfeld 1
Assoziationszentren 10
– visuelle 10
Asymmetrie, corticale 2
Atemstillstände 12
Atmungsstörung 12
Attributionsdimension 22
Attributionsfehler 22
Attributionsstil 22
Attributionstheorie 22
Aufmerksamkeit 6, 16
– fokussierte 16
– geteilte 16
Aufmerksamkeitsaktivierung 16
Aufmerksamkeitsdefizitsyndrom 16
Aufmerksamkeitsfeld 16
Aufmerksamkeitsflexibilität 16
Aufmerksamkeitsfokus 16
Aufmerksamkeitsphase 33
Augenbewegung 11
Ausführungsphase 33
autogenes Training 13
Autonomie 37
Aversion 22
Aversions-Aversions-Konflikt 22
Axon 10

B
Beck, Aaron T. 21
Bedürfnishierarchie 22
Bedürfnispyramide 22
Behaltensphase 33
behaviorale Psychologie 31
Belohnungsempfinden 11
Bestrafung 32
Bewältigungsressourcen 15
Bewusstes 36
Bewusstsein 6
Big Five 24
Biofeedback 13, 34
Blood oxygen level dependency 3
BOLD 3
Botenstoff 11
Bowlby, John 27
Broca-Aphasie 18
Brodmann-Einteilung 1
Brücke 10

C
Chaining 34
Cold-Pressure-Test 13
Coping 15
– emotionsorientiertes 15
– problemorientiertes 15
Copingmechanismus 15
Corpus callosum 17
Cortex 10
– cerebri 10
– entorhinaler 8
– Feld 1
– Lamina 1
– posterior-parietaler 2
– präfrontaler 2, 10

D
Daueraufmerksamkeit 16
Defensivreaktion 13
Deltawellen 12
Demenz 17
Depression 20
– Hauptsymptome 21
– pharmakotherapieresistente 21
Desensibilisierung, systematische 33
Desorientiertheit 12
Diabetes (Typ 2) 12
Diathese 15
Doctor-Hopping 42
Dopamin 11
Dopaminspiegel 11
Dort und Damals 38
Drei-Instanzen-Modell 36
Droge 9
Durchschlafstörungen 12
dysfunktionale Kognition 21

E
EEG 3
Einschlafstadium 12
Einschlafstörungen 12
Einschränkung 17
EKT 21
Elektrakomplex 37
Elektroenzephalografie 3
Elektrokonvulsionstherapie 21
Ellis, Albert 21
Embedded-Figures-Test 24
Emotionen 19
– fünf Komponenten 19
– primäre 19
– sekundäre 19
emotionsorientiertes Coping 15
Emotionstheorie 19
Empathie 11, 40
Endhirn 10
Enkodierung 16
Entspannung 33
Entspannungstechnik 33
Entspannungstraining 33
Entwicklungsphasen, kognitive 26
Epilepsie 4
Erschöpfungsphase 14
erstes topisches System 36
Erziehungsstile 27
Es 36
exekutive Funktionen 10, 17
Expositionsverfahren 33
Expressed-Emotion-Konzept 28
Extinktion 7, 32, 33

F
Feinmotorik 10
Feldabhängigkeit 24
Feldpotenzial 3
feldunabhängige Wahrnehmung 24
Fettleibigkeit 12
Fight-or-Flight Response 13
Fixierung 36, 42
Flashbacks 21
Flooding 33
fluide Intelligenz 18
fMRT 3
Formatio reticularis 6
freie Assoziation 37
Fremde-Situations-Test 27
Freude 9
Freud, Sigmund 36
Frontallappen 10
Füllschlaf 5
Fünf-Faktoren-Model 24
Funktionen
– exekutive 10, 17
– vegetative 11

G
GABA 11
Gamma-Amino-Buttersäure 11
Gebärmutter 11
Gedächtnis 16
– deklaratives 7, 17
– episodisches 17
– Konsolidierung 8
– prozedurales 7, 17
– semantisches 17
– sensorisches 7
– Störung 8

Gedächtnishemmung 17
Gedächtnisklassifikation 16
Gesamtschlafzeit 12
Gesprächspsychotherapie 40
Glückshormon 11
Großhirn 10
Großhirnrinde 10
Gyrus angularis 2

H
Habituation 7, 13, 31
Händigkeit 2
Handlungsaufschub 17
Haupteffektmodell 15
Hebb-Regel 8
Hemisphärendominanz 2
Hemisphärenplastizität 3
Hemmung
- proaktive 17
- retroaktive 17
Herzerkrankungen 12
Hier und Jetzt 38
Hippocampus 2, 10, 16
Hirnhälfte 11
Hirnhemisphäre 11
Hirnstamm 10
Hirntod 3
Homöostase 14
Humanismus 43
Hyperaktivität 16
Hyperaktivitätsstörung 16
Hypersomnie 12
Hypnose 13
Hyposomnie 12
Hypothalamus 10

I
iatrogene Fixierung 42
Ich 36
Ich-Stärkung 37
Imitation 11
Impulsivität 16
Impulskontrolle, Störung 18
Insomnie 12
Intelligenz 18
- fluide 18
- kristalline 18
Intelligenzfaktor 18
intermettierende Verstärkung 32
Interozeption 12, 34
Introjektion 38
Isolierung 38

J
James-Lange-Theorie 19
Jetlag 6

K
Kälteempfinden 13
Kapazitätskontrollsystem, limitiertes 6
Kataplexie 12
Kernschlaf 5
K-Komplex 5, 12
klassische Konditionierung 31
Kleinhirn 10
klientenzentrierte Gesprächspsychotherapie 40
Kognition 16
- dysfunktionale 21
Kognitions-Aktivations-Theorie 19
kognitive Entwicklungsphasen 26
kognitive Leistungsgeschwindigkeit 16
kognitive Schmerzkomponente 13
kognitives Stressmodell 15
kognitive Triade 21
kognitive Verhaltenstherapie 33
kognitiv-verhaltenstherapeutische Therapie 13
Kohlberg, Lawrence 27
Kolumne 1
Koma 6
Komissurenfaser 3
Kompetenz 33
konditionierte Reaktion 31
konditionierter Reiz 31
Konditionierung 7, 31
- klassische 31
- operante 31
Konditionierung höherer Ordnung 31
Konfabulationen 17
Konflikt 37
Konfrontation 33
Kongruenz 40
Konkurrenz 37
Konsolidierung 16
Kontingenz 32
kontinuierliche Verstärkung 32
Konversion 38
Korsakow-Syndrom 17
Kortisol 14
Kortisolausschüttung 14
Kortisolkonzentration 14
Krankheitsgewinn
- primärer 37
- sekundärer 37
kristalline Intelligenz 18
Kurzzeitgedächtnis 8, 16

L
Lamina 1
Langzeitgedächtnis 8, 16
Langzeitpotenzierung 11, 16
Latenzzeit 13
Lateralisierung 11
Lawrence Kohlberg 27
Lazarus, Richard 15
L-Dopa 11
Leistungsmotivation 22
Lernen 6, 31
Lernen am Modell 33
Lernen durch Eigensteuerung 31
Lernen durch Einsicht 31
Lerntheorie 43
Levodopa 11
Libidoobjekt 36
Libidoverlust 20
limbisches System 10
Locked-in-Syndrom 6
Locus caeruleus 6
Lustprinzip 36

M
Maccoby, Eleanor 27
Mandelkern 10
Martin, John 27
Maslow-Bedürfnispyramide 22
Medulla oblongata 10
Melatonin 5
Mesencephalon 10
Mittelhirn 10
Modell der psychosexuellen Entwicklung 37
Modelllernen 31, 33
Moralentwicklung 27
Moralitätsprinzip 36
Morbus Alzheimer 8, 17
Morbus Parkinson 11
Motivation 22
Motivationsphase 33
Motive 22
Motivkonflikt 22
motorische Schmerzkomponente 13
MRT, funktionelle 3
Muskelspannung 13
Muskelzuckungen, unwillkürliche 11
Mutter-Kind-Bindung 27
Myoklonie 11

N
Nachtangst 12
Nachtarbeit 6
Narkolepsie 12
Neglect 2
Neocortex 10
NEO-Fünf-Faktoren-Inventar 24
Nervenzellen 10
Neubewertung 15
Neuron 10
neuronale Plastizität 11
neuropsychologisches Training 11
Neurotizismus 24
Neurotransmitter 11
neutraler Reiz 31
nondirektive Psychotherapie 40
Non-REM-Schlaf 11
Normen, soziale 12
Nozizeption 12
Nozizeptoren 12
Nucleus reticularis 6
Null-Linien-EEG 3

O
Ödipuskomplex 37
operante Konditionierung 13, 31
Orientierungsreaktion 13
Oxytocin 11

P
Panikstörung 20
Pavor nocturnus 12
Pawlow, Iwan 31
Pawlow'sche Hunde 31
Performanz 33
Perseveration 18
Persönlichkeitsdimensionen 24
Persönlichkeitsstörung 24
- abhängige 25
- asthenische 25
- emotional instabile 25
- schizoide 25
Persönlichkeitsumstrukturierung 43
PET 3
pharmakotherapieresistente Depression 21
Phobie
- isolierte 20
- soziale 20
- spezifische 20
phobische Störungen 19
Piaget, Jean 26
Plastizität
- corticale 2
- Hemisphäre 3
- neuronale 8, 11
Pons 10
Positronenemissionstomografie 3
posttraumatische Belastungsstörung 21
Potenzial, evoziertes 4
präfrontaler Cortex 10
Premack-Prinzip 32
Preparedness 31
Primärbewertung 15
primärer Krankheitsgewinn 37

Primärfaktoren 18
Primärfaktorenmodell 18
Primärfeld 1
Prinzip der reziproken Hemmung 33
Prinzip der Übertragung 37
problemorientiertes Coping 15
Projektion 38
projektive Identifizierung 38
Prompting 34
Propriozeption 12
psychoanalytische Theorie 36
Psychodynamik 36, 38
Psychoedukation 13
Psychologie, behaviorale 31
Psychoneuroendokrines Stressmodell 14
Psychotherapie
- analytische 38
- nondirektive 40
- tiefenpsychologisch fundierte 38
Psychotherapieverfahren 42
PTBS 21
Pyramidenzelle 1

R
Rapid Eye Movement 11
Rationalisierung 38
räumliche Wahrnehmung 11
Reaktion, unkonditionierte 31
Reaktionsbildung 38
Reaktionsstereotypie 24
Realitätsprinzip 36
Regression 36, 38
Reiz 31
- konditionierter 31
- neutraler 31
- unkonditionierter 31
Reizdiskrimination 31
Reizgeneralisierung 31, 33
Reizhierarchie 33
Reiz-Reaktions-Kombinationen 31
Reizüberflutung 33
REM 5, 11
Remission 32
REM-Schlaf 11
REM-Schlaf-Entzug 12
Reproduktionsphase 33
Resilienz 15
retrograde Amnesie 17
Rhythmik, zirkadiane 5
Rückenmark 10
- verlängertes 10

S
Schizophrenie 11
Schlaf 5, 11
- leichter 12
- mittlerer 12
Schlafapnoe-Syndrom 12
Schläfenlappen 10
Schlafentzug 12
Schlafphase 12
Schlafspindel 5, 12
Schlafstadium 12
Schlafstörung 6, 12
Schmerz 12
Schmerzempfindung 13
Schmerzkomponente
- affektive 13
- kognitive 13
- motorische 13
- sensorisch-diskriminative 13
- vegetative 13
Schmerztherapie 13
Schmerztoleranz 13
Schutzfaktor 15
Sekundärbewertung 15
sekundärer Krankheitsgewinn 37
Sekundärfeld 1
Sekundenschlaf 12
Selbsthypnose 13
Selbstkonzept 24
Selbstsicherheit 37
Selbstvervollkommnung 40, 43
Selektivität 16
Sensitivierung 7, 31
sensorisch-diskriminative Schmerzkomponente 13
sensorischer Speicher 16
Sexualität, reife 37
Shaping 34
Situationsstereotypie 24
somatoforme Störung 42
SORKC-Modell 34
soziale Normen 12
Spaltung 38
Speicher, sensorischer 16
Spiegelneurone 11
Split brain 3
Split-Brain-Patient 17
Sprache 18
Sprachenshift 3
Stirnlappen 10
Störungen
- phobische 19
- somatoforme 42
Stress 14
Stressbelastung 15
Stressbewältigung 15
Stressbewältigungsmodell, transaktionales 15
Stress-Diathese-Modell 15
Stressfaktor 14
Stressmodell
- kognitives 15
- pseudoendokrines 14
Stressor 14
Stress-Puffer-Modell 15
Stressreaktion 14
- individualspezifische 14
- stimulusspezifische 14
Stufenmodell 27
Stupor 6
subjektive Wahrnehmung 12
Sublimierung 37, 38
Substantia nigra 11
Sucht 9
Suizidgedanken 21
System
- limbisches 8, 9, 10
- monaminerges 6
systematische Desensibilisierung 33

T
Tagesmüdigkeit 12
Tagesschläfrigkeit 12
Telencephalon 10
Temporallappen 10, 16
Test-Retest-Korrelation 24
Teufelskreismodell der Angst 20
Thalamus 6, 10
Theorie
- der Leistungsmotivation 22
- psychoanalytische 36
Thetawellen 12
Tiefenpsychologie 36
tiefenpsychologisch fundierte Psychotherapie 38
Tiefschlaf 5
Token Economy 34
transaktionales Stressbewältigungsmodell 15
Traumdeutung 37
Triade, kognitive 21
Trieb 8
Triebverhalten 10

U
Über-Ich 36
Ultrakurzzeitgedächtnis 16
Unbewusstes 36
Ungeschehenmachen 38
unkonditionierte Reaktion 31
unkonditionierter Reiz 31
unwillkürliche Muskelzuckung 11

V
vegetative Schmerzkomponente 13
Verdrängung 38
Verhaltensstile 24
verhaltenstherapeutisches Verfahren 13
Verhaltenstherapie 33
- kognitive 33
verlängertes Rückenmark 10
Verleugnung 38
Verschiebung 38
Verstärkerplan 32
Verstärker-Verlust-Theorie 21
Verstärkerwirkung 11
Verstärkung 32
Vigilanz 6, 16
visuelle Analogskala 12
visuelle Assoziationszentren 10
Viszerozeption 12
Vorbewusstes 36
Vulnerabilität 15
Vulnerabilitätsniveau 15
Vulnerabilitäts-Stress-Modell 15

W
Wachtherapie 12
Wahrnehmung
- feldunabhängige 24
- räumliche 11
- subjektive 12
Wahrnehmungsstile 24
Weckreaktion 6
Wernicke-Aphasie 18
Wertschätzung, positive 40
Widerstand 37
Widerstandsphase 14
Willkürmotorik 10
Wisconsin Card Snorting Test 17

Y
Yerkes-Dodson-Gesetz 13

Z
Zentralnervensystem 10
Zerebellum 10
ZNS 10
Zurückhaltung 17
Zwangsstörung 32
Zwei-Faktoren-Theorie 18
Zwischenhirn 10

Übersicht nach Fächern

Du vermisst die Fächer? Bitte sehr, hier siehst du die Kapitel der Vorklinik-Finale-Reihe nach Fächern sortiert!
Viele Kapitel kombinieren Inhalte mehrerer Fächer und werden deshalb mehrfach genannt.
Die Übersicht nach Heften/Organen findest du am Anfang dieses Heftes.

Anatomie

Allgemeine Embryologie

Heft 06 | 6 Meiose und Entwicklung der Gameten
Heft 06 | 7 Embryologie

Bewegungsapparat

Heft 07 | 1 Allgemeine Anatomie
Heft 07 | 3 Obere Extremität
Heft 08 | 1 Untere Extremität
Heft 08 | 2 Leibeswand

Kopf, Hals, Nervensystem

Heft 10 | 1 Entwicklung von Kopf und Hals
Heft 10 | 2 Schädel, Muskulatur, Kopf- und Halseingeweide
Heft 10 | 3 Hirn- und Halsnerven, vegetative Innervation
Heft 10 | 4 Arterien, Venen, Lymphsystem
Heft 10 | 5 Angewandte und topografische Anatomie
Heft 11 | 2 Gliederung des Nervensystems
Heft 12 | 1 Entwicklung des Zentralnervensystems
Heft 12 | 2 Encephalon
Heft 12 | 3 Stammhirn
Heft 12 | 4 Rückenmark, Systeme und Bahnen
Heft 12 | 5 Liquorräume und Meningen
Heft 12 | 6 Gefäßversorgung und Topografie des ZNS

Sinnesorgane

Heft 14 | 2 Hör- und Gleichgewichtsorgan
Heft 15 | 2 Sehorgan
Heft 15 | 4 Chemische Sinne

Lunge, Herz, Kreislauf, Immunsystem

Heft 16 | 1 Entwicklung von Pleuraperikardhöhle, Herz und Schlundbogenarterien
Heft 16 | 2 Anatomie der Atmungsorgane
Heft 17 | 1 Aufbau des Herzens
Heft 17 | 2 Nerven und Gefäße der Brusteingeweide
Heft 17 | 4 Anatomie und Physiologie des Kreislaufsystems
Heft 18 | 4 Leukozyten und Immunsystem

Gastrointestinaltrakt

Heft 19 | 1 Mundhöhle, Rachen, Speiseröhre
Heft 19 | 2 Magen-Darm-Trakt
Heft 19 | 3 Organe des Magen-Darm-Kanals
Heft 19 | 4 Leber, Gallenblase und Pankreas
Heft 19 | 5 Blutgefäße, Lymphgefäße, vegetative Innervation

Endokrines System

Heft 23 | 5 Schilddrüse
Heft 23 | 6 Nebenschilddrüsen
Heft 23 | 8 Nebenniere
Heft 23 | 9 Diffuses neuroendokrines System (DNES)

Harn- und Geschlechtsorgane

Heft 22 | 1 Harnorgane
Heft 24 | 1 Entwicklung der Geschlechtsorgane
Heft 24 | 2 Weibliche Geschlechtsorgane
Heft 24 | 3 Männliche Geschlechtsorgane
Heft 24 | 4 Angewandte und topografische Anatomie
Heft 24 | 5 Blutgefäße, Lymphgefäße, vegetative Innervation
Heft 24 | 8 Schwangerschaft und Geburt

Histologie

Allgemeine Histologie

Heft 05 | 1 Zellen, Organellen
Heft 05 | 5 Histologische Methoden und allgemeine Gewebelehre
Heft 05 | 6 Gewebe

Bewegungsapparat

Heft 07 | 2 Binde- und Stützgewebe
Heft 09 | 2 Muskeltypen

Kopf, Hals, Nervensystem

Heft 11 | 1 Nervengewebe
Heft 11 | 2 Gliederung des Nervensystems

Sinnesorgane

Heft 14 | 2 Hör- und Gleichgewichtsorgan
Heft 14 | 4 Haut und Hautanhangsgebilde
Heft 15 | 2 Sehorgan
Heft 15 | 4 Chemische Sinne

Lunge, Herz, Kreislauf, Immunsystem

Heft 16 | 1 Entwicklung von Pleuraperikardhöhle, Herz und Schlundbogenarterien
Heft 16 | 2 Anatomie der Atmungsorgane
Heft 17 | 1 Aufbau des Herzens
Heft 17 | 4 Anatomie und Physiologie des Kreislaufsystems
Heft 18 | 1 Blut und Blutplasma
Heft 18 | 3 Thrombozyten, Hämostase und Fibrinolyse
Heft 18 | 4 Leukozyten und Immunsystem

Gastrointestinaltrakt

Heft 19 | 1 Mundhöhle, Rachen, Speiseröhre
Heft 19 | 3 Organe des Magen-Darm-Kanals
Heft 19 | 4 Leber, Gallenblase und Pankreas

Endokrines System

Heft 23 | 1 Endokrines System
Heft 23 | 2 Epiphyse
Heft 23 | 3 Hypothalmus-Hypophysen-System
Heft 23 | 4 Endokrines Pankreas
Heft 23 | 5 Schilddrüse
Heft 23 | 6 Nebenschilddrüsen
Heft 23 | 8 Nebenniere
Heft 23 | 9 Diffuses neuroendokrines System (DNES)

Harn- und Geschlechtsorgane

Heft 22 | 1 Harnorgane
Heft 24 | 2 Weibliche Geschlechtsorgane
Heft 24 | 3 Männliche Geschlechtsorgane
Heft 24 | 8 Schwangerschaft und Geburt

Biochemie

Grundlagen

Heft 02 | 1 Struktur der Materie
Heft 02 | 2 Mineralstoffe und Spurenelemente
Heft 04 | 1 Kohlenhydrate
Heft 04 | 2 Aminosäuren, Peptide, Proteine
Heft 04 | 3 Fettsäuren, Lipide
Heft 04 | 4 Nukleinsäuren, Nukleotide, Chromatin
Heft 04 | 5 Vitamine und Co-Enzyme
Heft 04 | 6 Thermodynamik und Kinetik

Zellbiologie, Molekularbiologie, Meiose

Heft 05 | 1 Zellen, Organellen
Heft 05 | 2 Transportprozesse
Heft 05 | 3 Signaltransduktion
Heft 05 | 4 Zellzyklus, Zellteilung, Zelltod
Heft 06 | 1 Enzyme
Heft 06 | 2 DNA-Replikation und -Transkription
Heft 06 | 3 Translation und Proteinprozessierung
Heft 06 | 4 Biochemische Verfahren
Heft 06 | 6 Meiose und Entwicklung der Gameten

Bewegungsapparat, Nervensystem, Immunsystem

Heft 07 | 2 Binde- und Stützgewebe
Heft 09 | 2 Muskeltypen